Unyime Eshiet

Pionowe przenoszenie HIV: Rola tradycyjnych opiekunów porodowych

Unyime Eshiet

Pionowe przenoszenie HIV: Rola tradycyjnych opiekunów porodowych

Wydawnictwo Bezkresy Wiedzy

Imprint
Any brand names and product names mentioned in this book are subject to trademark, brand or patent protection and are trademarks or registered trademarks of their respective holders. The use of brand names, product names, common names, trade names, product descriptions etc. even without a particular marking in this work is in no way to be construed to mean that such names may be regarded as unrestricted in respect of trademark and brand protection legislation and could thus be used by anyone.

Cover image: www.ingimage.com

Publisher:
Wydawnictwo Bezkresy Wiedzy
is a trademark of
International Book Market Service Ltd., member of OmniScriptum Publishing Group
17 Meldrum Street, Beau Bassin 71504, Mauritius

Printed at: see last page
ISBN: 978-620-0-81341-1

DYDYKACJA

Ta książka jest poświęcona mojej zmarłej babci, pani Affiong Nyong Essien, która odegrała znaczącą rolę w moim wychowaniu.

PODZIĘKOWANIA

Niniejszym potwierdzam wkład panny Ettimy Inwang i panny Patience Okpongkpong, moich studentów, którzy pomagali w zbieraniu danych i wyszukiwaniu literatury.

Wyrażam również uznanie dla mojej drogiej żony, Ukeme, za jej zaangażowanie w tę pracę. Dziękuję za wasze wsparcie.

PREFACE

Wiele kobiet w wieku rozrodczym w Afryce Subsaharyjskiej nadal jest obsługiwanych przy porodach przez tradycyjne opiekunki do dzieci. Tradycyjni asystenci porodowi pomagają w dużej części porodów na całym świecie, szczególnie na obszarach wiejskich krajów rozwijających się. W wielu z tych krajów opieka przedporodowa, jak również porody instytucjonalne z wykwalifikowanymi pracownikami służby zdrowia pozostają odległą rzeczywistością. Ukierunkowanie na porody domowe nadzorowane przez tradycyjnych asystentów porodowych wiąże się z normami kulturowymi, przekonaniami religijnymi, a także kosztami i dostępnością usług. Transmisja HIV z matki na dziecko podczas ciąży, porodu i w okresie karmienia piersią jest zdecydowanie najczęstszą drogą zakażenia HIV u dzieci w Afryce.

Książka ta ma na celu podkreślenie roli tradycyjnych asystentów rodzenia w pionowym przenoszeniu wirusa HIV, a jej głównym celem jest promowanie ewentualnego włączenia tradycyjnych asystentów rodzenia do formalnego systemu opieki zdrowotnej w celu odpowiedniego szkolenia i nadzoru.

Unyime Eshiet, PharmD.
Autor

Spis treści

ROZDZIAŁ 1

WPROWADZENIE

Tradycyjna afrykańska opieka zdrowotna opiera się na tysiącach lat wiedzy i podtrzymuje życie, samodzielnie lub w zgodzie z medycyną zachodnią (Choguya, 2014). Światowa Organizacja Zdrowia (WHO) definiuje tradycyjnego opiekuna poporodowego (TBA) jako "osobę, która pomaga matce podczas porodu i początkowo zdobyła swoje umiejętności poprzez samodzielny poród dziecka lub poprzez praktykę w innych TBA" (WHO, 1992). Gruźlicy są integralną częścią ich społeczności i stanowią ważne okienko do lokalnych zwyczajów, tradycji i postrzegania porodu i opieki nad noworodkami, a tym samym są integralną częścią medycyny afrykańskiej (Kamal, 1998). Według Kruske i Barclay około połowa wszystkich porodów w krajach rozwijających się jest obsługiwana przez tradycyjnych asystentów porodowych (TBAs), a aż 95% kobiet jest obsługiwana przez TBAs (Kruske i Barclay, 2004).

Zakażenie wirusem ludzkiego niedoboru odporności (HIV) jest powszechnym problemem zdrowotnym komplikującym ciążę w wielu krajach. Nasilenie przenoszenia wirusa HIV z matki na dziecko (MTCT) w Afryce Subsaharyjskiej wynika z wysokiego wskaźnika zakażeń HIV u kobiet w wieku rozrodczym (UNAIDS, 2011). Według szacunków Światowej Organizacji Zdrowia w większości krajów afrykańskich (WHO, 2005) współczynnik umieralności okołoporodowej matek wynosi obecnie ponad 1000 na 100 000 żywych urodzeń. W krajach rozwijających się, zwłaszcza w Afryce Subsaharyjskiej, wiele kobiet nie ma dostępu do wykwalifikowanego personelu podczas porodu (WHO, 2005). W 2010 r. około 390 tys. dzieci (poniżej 15. roku życia), które żyły z HIV, nabyło zakażenie głównie w wyniku transmisji typu matka-dziecko (MTCT) na całym świecie (UNAIDS, 2011). Przy 33,3 mln dorosłych i dzieci żyjących z HIV i 2,6 mln nowych zakażeń na całym świecie, HIV i AIDS nadal wpływają na życie milionów ludzi na całym świecie. Chociaż w latach 2001-2009 nastąpił spadek liczby nowych zakażeń w Afryce Subsaharyjskiej, w regionie tym nadal występuje większość zakażeń - 22,5 mln dorosłych i dzieci żyjących z HIV i 1,8 mln nowych zakażeń (UNAIDS, 2010).

Tam, gdzie w kontekście wysokich wskaźników śmiertelności, AIDS stanowi 8 % wszystkich zgonów poniżej piątego roku życia w regionie. Około 15-30% dzieci urodzonych z matek zakażonych wirusem HIV zostanie zakażonych w czasie ciąży i porodu. Kolejne 5-20% zakaże się w czasie karmienia piersią (UNAIDS, 2010). Zachorowalność na HIV spadła o ponad 25 proc. w 33 krajach, z czego 22 w Afryce Subsaharyjskiej, a w krajach o największych epidemiach, w tym w Nigerii, odnotowano spadek lub stabilizację nowych zakażeń. Według UNAIDS liczby te odzwierciedlają pozytywne zmiany w zachowaniu, zachęcając do podejmowania bieżących działań zapobiegawczych (UNAIDS, 2010).

Ponad 90 procent nowych zakażeń wśród niemowląt i małych dzieci jest wynikiem przenoszenia z matki na dziecko (MTCT). Szacuje się, że tylko w 2009 r. na całym świecie 370 tys. dzieci zarażało się wirusem HIV w wyniku transmisji z matki na dziecko (UNAIDS, 2010). Pomimo spadku z 500 tys. w 2001 roku, istnieje potrzeba zwiększenia skali działań prewencyjnych w zakresie zakażeń z matki na dziecko (PMTCT) w krajach o niskim i średnim dochodzie, włączając PMTCT do ośrodków opieki przedporodowej (ANC). Uważa się, że dzięki zintegrowanemu podejściu transmisja HIV do niemowląt i dzieci może zostać ograniczona do mniej niż 2% (UNAIDS, 2010).

Na całym świecie BP pomagają w 60-80% wszystkich dostaw, a jeszcze więcej na obszarach wiejskich krajów rozwijających się (Tsui *i in.,* 1996). Dla wielu kobiet żyjących na globalnym południu, opieka przedporodowa, jak również porody instytucjonalne z wykwalifikowanymi pracownikami służby zdrowia pozostają odległą rzeczywistością. Ukierunkowanie na porody domowe nadzorowane przez TBA wiąże się z normami kulturowymi i religijnymi, a także z kosztami i dostępnością usług (Choguya, 2014).

Od czasu, gdy większość porodów w Nigerii korzysta z usług tradycyjnych asystentów porodowych (TBA), znajomość i zrozumienie wszystkich kwestii związanych z HIV/AIDS oraz z zapobieganiem przenoszenia wirusa HIV między matkami a dziećmi (PMTCT) może pomóc im chronić siebie i innych (Mobolande i Kofo, 2010).

ROZDZIAŁ II

LUDZKI WIRUS NIEDOBORU ODPORNOŚCI I ZESPÓŁ NABYTEGO NIEDOBORU ODPORNOŚCI

Ludzki wirus niedoboru odporności (HIV) infekuje komórki układu odpornościowego, niszcząc lub upośledzając ich funkcję. Zakażenie wirusem powoduje stopniowe pogarszanie się stanu układu odpornościowego, co prowadzi do "niedoboru odporności". Układ odpornościowy uważany jest za ubogi, gdy nie może już spełniać swojej roli w zwalczaniu infekcji i chorób. Infekcje związane z ciężkim niedoborem odporności znane są jako "infekcje oportunistyczne", ponieważ wykorzystują osłabiony układ odpornościowy (WHO, 2010a).

Zespół nabytego niedoboru odporności (AIDS) jest terminem, który odnosi się do najbardziej zaawansowanych etapów zakażenia HIV. Definiuje się go poprzez występowanie któregokolwiek z ponad 20 zakażeń oportunistycznych lub nowotworów związanych z HIV (WHO, 2010a).

Według szacunków WHO i UNAIDS na koniec 2013 roku 35 milionów ludzi żyło z HIV na całym świecie. W tym samym roku około 2,1 mln osób zostało nowo zakażonych, a 1,5 mln zmarło z przyczyn związanych z AIDS (WHO, 2013).

Przenoszenie wirusa HIV

Nigeria, z szacowaną krajową prewalencją HIV na poziomie 4,6 %, ma trzecią co do wielkości liczbę osób żyjących z HIV/AIDS na świecie i największą liczbę osób dorosłych zakażonych HIV w Afryce Zachodniej. Przy obecnym poziomie prewalencji szacuje się, że 2,95 mln osób w Nigerii jest obecnie zakażonych HIV (FMOH, 2009; Federalny Rząd Nigerii, 2009). Przenoszenie drogą heteroseksualną stanowi prawie 80% wszystkich zakażeń, około 10% zakażeń HIV przenoszonych jest z matki na dziecko (MTCT), podczas gdy kolejne 10% przenoszonych jest przy użyciu niewyjałowionych igieł i narzędzi chirurgicznych, zainfekowanej krwi i produktów krwiopochodnych (Adewole *i in.*, 2006; Federalny Rząd Nigerii, 2009).

HIV przenoszony jest trzema głównymi drogami: kontakt seksualny, ekspozycja na zakażone płyny ustrojowe lub tkanki i od matki do dziecka podczas ciąży, porodu lub karmienia piersią (znany jako pionowa transmisja) (William i Steven, 2007). Nie ma ryzyka zakażenia wirusem HIV w przypadku ekspozycji na kał, wydzielinę z nosa, ślinę, plwocinę, pot, łzy, mocz lub wymioty, chyba że są one zakażone krwią (Kripke, 2007). Możliwe jest współzakażenie się więcej niż jednym szczepem HIV - stan znany jako superzakażenie HIV (Antoinette i Marion, 2007).

Kontakt seksualny

Najczęstszym sposobem przenoszenia HIV jest kontakt seksualny z osobą zakażoną, (William i Steven 2007). Większość wszystkich zakażeń na świecie występuje poprzez kontakty heteroseksualne (tj. kontakty seksualne między osobami płci przeciwnej), jednak schemat zakażeń różni się znacznie w zależności od kraju. W Stanach Zjednoczonych, począwszy od 2009 roku, większość transmisji seksualnych miała miejsce u mężczyzn, którzy uprawiali seks z mężczyznami, przy czym populacja ta stanowiła 64% wszystkich nowych przypadków (UNAIDS, 2010).

Ładunek wirusowy zakażonej osoby jest ważnym czynnikiem ryzyka zarówno w przenoszeniu wirusa na drodze płciowej, jak i z matki na dziecko, (Anderson, 2012).

Płyny ustrojowe

Kolejne 10% transmisji HIV odbywa się za pośrednictwem krwi i produktów krwiopochodnych, (William i Steven, 2007). Przenoszenie krwi może odbywać się poprzez wymianę igieł podczas zażywania narkotyków dożylnych, zranienia igłą, transfuzję zanieczyszczonej krwi lub produktów krwiopochodnych lub zastrzyki medyczne przy użyciu niewyjałowionego sprzętu. Ryzyko związane z dzieleniem się igłą podczas iniekcji narkotyków wynosi od 0,63 do 2,4% na akt, przy czym średnio 0,8% (Baggaley *et.al*, 2006). Ryzyko nabycia HIV z igły od osoby zakażonej HIV szacuje się na 0,3% (ok. 1 na 333) na akt, a ryzyko po ekspozycji błony na zakażoną krew na 0,09% (ok. 1 na 1000) na akt (Kripke, 2007).

Pionowe (matka-dziecko) Przenoszenie HIV

Transmisja HIV od matki HIV-pozytywnej do dziecka podczas ciąży, porodu, porodu lub karmienia piersią nazywana jest transmisją pionową lub transmisją z matki na dziecko (MTCT). MTCT jest zdecydowanie najczęstszym sposobem zakażenia dzieci wirusem HIV (90%) (WHO, 2013). Przy braku jakichkolwiek interwencji na tych etapach, wskaźniki przeniesienia wirusa HIV z matki na dziecko mogą wynosić od 15-45%. Można niemal całkowicie zapobiec zakażeniu

MTCT, jeśli zarówno matka, jak i dziecko otrzymują leki antyretrowirusowe (ARV) na wszystkich etapach, na których może dojść do zakażenia (WHO, 2013). Do pięciu kluczowych czynników zwiększających ryzyko wystąpienia MTCT należą: powszechne ubóstwo, niski poziom umiejętności czytania i pisania wśród kobiet wiejskiego pochodzenia, porody domowe prowadzone przez tradycyjnych asystentów porodowych, wysoki odsetek zakażeń HIV wśród kobiet, przekonania religijne zniechęcające do używania prezerwatyw (Rosebella, 2006).

Kobiety są szczególnie podatne na HIV w krajach rozwijających się, gdzie stosunek liczby mężczyzn do liczby kobiet jest mniejszy niż jeden. Złożone połączenie czynników, począwszy od biologii wirusa, poprzez anatomię żeńskich narządów płciowych, aż po tradycje społeczno-kulturowe, zwiększyło podatność kobiet (WHO, 2010). W kontekście MTCT wysoką częstość występowania HIV wśród kobiet w wieku rozrodczym w Afryce Subsaharyjskiej pogarsza duża populacja kobiet w wieku rozrodczym, wysoki wskaźnik urodzeń, tradycja przedłużonego karmienia piersią oraz brak skutecznych interwencji mających na celu zapobieganie MTCT (UNAIDS, 2010). W wielu z tych krajów rozwijających się (włącznie z Nigerią) HIV jest zdecydowanie najczęstszym powikłaniem w ciąży (UNAIDS, 2004).

MTCT HIV występuje w trzech różnych okresach czasu; przedporodowym, śródporodowym i poporodowym poprzez karmienie piersią. Wraz z pojawieniem się wysoce czułych technik wykrywania wirusa w krążeniu obwodowym niemowlęcia, możliwe jest dokładniejsze oszacowanie czasu trwania MTCT. W przypadku braku karmienia piersią, szacuje się, że od 50 do 70% transmisji ma miejsce w czasie porodu, a pozostała część występuje w macicy (Feleke i Samuel, 2008).

Wydaje się, że sama ciąża nie ma wpływu na progresję HIV i AIDS. Jednakże kobiety z HIV i AIDS; są bardziej narażone na komplikacje związane z ciążą, takie jak anemia w ciąży i przedwczesny poród (Mayer, 2003). Wykazano, że kobiety zakażone wirusem HIV obniżyły płodność, co może mieć wpływ na dostępne opcje reprodukcyjne (Glynn *i in.*, 2000). W przypadkach, gdy kobieta jest HIV ujemna, a mężczyzna jest HIV dodatni, podstawową metodą wspomaganego rozrodu stosowaną w celu zapobiegania transmisji HIV jest płukanie nasienia, a następnie inseminacja wewnątrzmaciczna (IUI) lub zapłodnienie in vitro (IVF). Najkorzystniej jest, gdy mężczyzna osiągnie niewykrywalną wiremię plazmową (Savasi *i in.*, 2012). W przeszłości zdarzały się przypadki przeniesienia wirusa HIV na partnera HIV-ujemnego poprzez przetworzoną sztuczną inseminację (Matz *i in.*, 1998), ale w badaniu przeprowadzonym na 741 parach, w których mężczyzna miał stabilną wiremię i próbki nasienia były badane na HIV-1, nie było przypadków przeniesienia wirusa HIV (Savasi i in., 2006). W przypadkach, w których kobieta jest zakażona wirusem HIV, a mężczyzna jest zakażony wirusem HIV, zwykłą metodą jest sztuczna inseminacja (Savasi *i in.*, 2012). Przy odpowiednim leczeniu ryzyko zakażenia z matki na dziecko może zostać zredukowane do poniżej 1% (Coutsoudis i in., 2010).

Testowanie na HIV i doradztwo

Testowanie na obecność wirusa HIV jest procesem, który określa, czy dana osoba jest zakażona HIV (FMOH, 2010). Doradztwo w zakresie HIV jest poufnym dialogiem pomiędzy klientami i ich pracownikami służby zdrowia, mającym na celu pomoc klientom w zbadaniu ryzyka nabycia lub przeniesienia zakażenia HIV oraz w podjęciu świadomych decyzji w oparciu o dostępne informacje (FMOH, 2010). Razem, testowanie i doradztwo mogą poprawić zrozumienie HIV i AIDS oraz pomóc w dokonaniu świadomych wyborów na przyszłość (FMOH, 2010).

Test na HIV w ciąży jest bramą do uzyskania dostępu do opieki dla matki i dziecka. Interwencje w zakresie profilaktyki przenoszenia wirusa HIV z matki na dziecko (PMTCT) mogą być stosowane tylko wobec kobiety, której status jest znany. Dlatego też określenie statusu HIV kobiet w ciąży jest kluczowym czynnikiem powodzenia każdego programu profilaktycznego (Ikechebelu *i in.*, 2006).

Wiele osób będących nosicielami wirusa HIV nie jest świadomych, że są nim zakażone (Marks *et al.*, 2005). Na przykład w 2001 roku mniej niż 1% aktywnej seksualnie ludności miejskiej w Afryce zostało przebadanych, a odsetek ten jest jeszcze niższy w populacjach wiejskich. Ponadto w 2001 r. tylko 0,5% kobiet w ciąży uczęszczających do miejskich ośrodków zdrowia otrzymało poradę, test lub wyniki badań. Ponownie, odsetek ten jest jeszcze niższy w wiejskich placówkach służby zdrowia (Kumaranayake i Watts, 2001).

Dla kobiet w ciąży, które są HIV-pozytywne i znają swój status, poradnictwo może pomagać im robić świadomym decyzjom o ich ciąży i otrzymywać odpowiednie i terminowe interwencje zmniejszać MTCT HIV wliczając;

i) Profilaktyka/leczenie antyretrowirusowe

ii) Doradztwo i wsparcie w zakresie karmienia niemowląt z naciskiem na karmienie piersią za pomocą leków antyretrowirusowych.

iii) Informacje i doradztwo w zakresie planowania rodziny.

iv) Uzyskanie informacji na temat znaczenia świadczenia usług w środowisku, w którym wdrażane są uniwersalne środki ostrożności i bezpieczniejsze praktyki położnicze.

v) Zapewnienie wczesnego dostępu do leczenia HIV, opieki i usług wsparcia.

vi) Otrzymywanie informacji i porad na temat zapobiegania przenoszeniu wirusa HIV na inne osoby.

vii) Otrzymują oni i ich niemowlęta narażone na zakażenie wirusem HIV, a także stałą opiekę zdrowotną.

viii) Ujawnić swoje wyniki partnerom i członkom rodziny (WHO, 2004).

ROZDZIAŁ TRZY

ZAPOBIEGANIE PIONOWEMU (Z MATKI NA DZIECKO) PRZENOSZENIU HIV

Nasilenie problemu MTCT w Afryce Subsaharyjskiej wynika z wielu czynników, w tym wysokiego wskaźnika zakażeń HIV u kobiet w wieku rozrodczym, dużej łącznej populacji kobiet w wieku rozrodczym, wysokiego wskaźnika urodzeń oraz braku skutecznych działań zapobiegawczych w zakresie MTCT (Berer, 1999; Dabis *i in.*, 2000).

Skuteczne programy PMTCT wymagają, aby kobiety i ich niemowlęta otrzymywały kaskadę interwencji, w tym przyjmowanie świadczeń przedporodowych i wykonywanie testów w kierunku HIV w czasie ciąży, stosowanie leczenia antyretrowirusowego (ART) przez kobiety w ciąży żyjące z HIV, bezpieczne praktyki porodowe i odpowiednie karmienie niemowląt, przyjmowanie testów w kierunku HIV dla niemowląt oraz inne świadczenia opieki zdrowotnej po porodzie (Padian *et al.*, 2011).

Światowa Organizacja Zdrowia (WHO) promuje kompleksowe podejście do programów PMTCT, które obejmuje;

i) Zapobieganie nowym infekcjom HIV wśród kobiet w wieku rozrodczym,
ii) Zapobieganie niezamierzonym ciążom wśród kobiet żyjących z HIV,
iii) Zapobieganie przenoszeniu wirusa HIV z kobiety żyjącej z HIV na jej dziecko,
iv) Zapewnienie odpowiedniego leczenia, opieki i wsparcia dla matek żyjących z HIV, ich dzieci i rodzin (WHO, 2010c).

Podstawowa profilaktyka HIV wśród kobiet w wieku rozrodczym pozostaje krytyczna dla wszelkich wysiłków zmierzających do ograniczenia transmisji pionowej. Kobiety, które pozostają HIV-negatywne, nie mogą przenosić HIV na swoje niemowlęta (Heyman *i in.*, 2007).

Zapobieganie przenoszeniu wirusa HIV z matki na dziecko (PMTCT) oraz opieka i wsparcie pediatryczne zostały wprowadzone w stanie Akwa Ibom - Nigeria przy wsparciu Funduszu Narodów Zjednoczonych na rzecz Dzieci (UNICEF) w 2005 roku w siedmiu placówkach służby zdrowia. W 2007 roku rząd stanowy podniósł trzy z siedmiu placówek do rangi kompleksowych ośrodków leczenia HIV/AIDS, zwiększając krajowe i międzynarodowe wsparcie dla kontroli HIV i

AIDS ze strony partnerów wdrażających. HIV/AIDS nie tylko uszczupla zasoby państwa, ale także uszczupla jego siłę roboczą i zwiększa liczbę sierot. Zakażenie ma również negatywny wpływ na zdrowie matek i dzieci; zwiększa się zachorowalność i śmiertelność niemowląt, dzieci i matek oraz skraca się średnia długość życia (Akwa Ibom Państwowe Ministerstwo Zdrowia, 2013).

W stanie Akwa Ibom wskaźniki rozpowszechnienia HIV były stale wysokie, na przykład w badaniu przeprowadzonym w Oronie wskaźnik rozpowszechnienia HIV wynosił 14,7% w 2005 roku, 14,0% w 2008 roku i 15,9% w 2010 roku (Federalne Ministerstwo Zdrowia, 2010).

Nigeria, za pośrednictwem Federalnego Ministerstwa Zdrowia, rozpoczęła w 2002 r. program "Prevention of-Mother-to-Child-Transmission(PMTCT) of HIV" w sześciu instytucjach zajmujących się opieką zdrowotną w sześciu strefach geopolitycznych kraju przy wsparciu UNICEF-u i innych partnerów rozwojowych i wykonawczych (Federalne Ministerstwo Zdrowia, 2010).

Aż 60% dzieci urodzonych w Nigerii jest urodzonych przez TBA, które znają lokalne języki, pozwalają na tradycyjne praktyki porodowe i często mają zaufanie i szacunek społeczności (Ahmed *i in.*, 2004). Zarówno wiejskie, jak i miejskie kobiety mogą szukać opieki u chorych na gruźlicę, ponieważ mają te same kody kulturowe i podobne cechy społeczno-ekonomiczne (Walraven i Weeks, 1999).

HIV/AIDS (UNGASS) w czerwcu 2001 r. było zmniejszenie odsetka niemowląt zakażonych HIV o 20% do 2005 r. i 50% do 2010 r. oraz zwiększenie do tego samego roku dostępu do wysokiej jakości dobrowolnych, poufnych usług poradnictwa i testowania. Oszacowano, że bez skutecznych interwencji w ciągu roku w kraju zostanie zakażonych od 67 500 do 125 000 niemowląt (Federalne Ministerstwo Zdrowia, 2005a). Cel ten jest możliwy do osiągnięcia, jeśli wszystkie placówki podstawowej opieki zdrowotnej zostaną włączone do krajowego programu PMTCT. Skuteczna usługa PHC została wprowadzona w całej Nigerii w październiku 1988 roku. Świadczeniodawcy świadczący usługi z zakresu PMTCT są uznani, m.in. tradycyjni pielęgniarze porodowi, wolontariusze - wójtowie wsi - społeczni pracownicy służby zdrowia (CHOs) (Ahmed *i in.*, 2004). Jednak usługi PMTCT w Nigerii nadal koncentrują się na poziomie szkolnictwa wyższego, przy niewielkiej współpracy z Primary Health Centres (PHCs) lub community support services (Linkages/Nigeria Final Report, 2004-2006).

Zapobieganie przenoszeniu wirusa HIV z zakażonej matki na niemowlęta zgodnie z wytycznymi Światowej Organizacji Zdrowia (WHO) i aktualnymi trendami PMTCT HIV obejmuje terapię antyretrowirusową (ART) dla ciężarnej matki i jej noworodka, higieniczne warunki porodu oraz bezpieczne karmienie niemowląt (UNICEF/UNAIDS, 2011).

Terapia antyretrowirusowa (ART)

Ryzyko przeniesienia z matki na dziecko jest proporcjonalne do wiremii osoczowej matki. Nieleczone matki o wiremii >100.000 kopii/ml mają ryzyko przeniesienia ponad 50% (Abarzua, 2005). Ryzyko zarażenia wirusem < 1000 kopii/ml jest mniejsze niż 1% (Newell, 2007). Terapia antyretrowirusowa u matek zarówno przed, jak i w trakcie porodu oraz u matek i niemowląt po porodzie jest zalecana w celu znacznego zmniejszenia ryzyka przeniesienia wirusa (Rogers *i in.*, 2010).

Leki antyretrowirusowe (ARV) są skuteczne zarówno w leczeniu matczynego zakażenia HIV, jak i w zapobieganiu MTCT. Kilka leków antyretrowirusowych zmniejsza ryzyko wystąpienia MTCT zarówno u kobiet karmiących piersią, jak i nie karmiących. Mechanizmy, za pomocą których leki te zapobiegają lub ograniczają przenoszenie wirusa HIV z matki na dziecko, obejmują zmniejszenie replikacji wirusa u matki, prowadzące do zmniejszenia wiremii u niemowlęcia i/lub profilaktykę w trakcie i po ekspozycji na wirusa (FMOH, 2010). Kobiety w ciąży, które są zakażone HIV i potrzebują leczenia antyretrowirusowego dla własnego zdrowia, powinny otrzymać je zgodnie z krajowymi wytycznymi dotyczącymi leczenia (WHO, 2010c). Kluczowe zalecenia nowych wytycznych dotyczących leków antyretrowirusowych w leczeniu kobiet w ciąży i profilaktyce HIV u niemowląt są następujące:

i) Wcześniejsza terapia antyretrowirusowa (ART) dla większej grupy HIV-pozytywnych kobiet w ciąży, aby skorzystać zarówno ze zdrowia matki, jak i zapobiec przenoszeniu HIV na jej dziecko podczas ciąży i karmienia piersią.
ii) Dłuższe zapewnienie profilaktyki antyretrowirusowej (ARV) dla HIV-pozytywnych kobiet w ciąży o stosunkowo silnym systemie odpornościowym, które nie potrzebują ART dla własnego zdrowia. Zmniejszyłoby to ryzyko przeniesienia wirusa HIV z matki na dziecko.

iii) Zapewnienie profilaktyki antyretrowirusowej matki lub dziecka w celu zmniejszenia ryzyka przeniesienia wirusa HIV w okresie karmienia piersią (WHO, 2013).

Higieniczne warunki dostawy

Dla kobiet z HIV, tam jest mało oceniający dowód dostępny w odniesieniu do porodowych opcji, chociaż badania pokazywali że znacząco obniżać wirusowego ładunek, HAART może zmniejszać przewagę cesarski sekcja w zmniejszać okołoporodową transmisję (Sharma i Spearman 2008; Rongkavilit i Asmar 2011; Coovadia i Newell, 2012). Sekcje cesarskie nie zawsze są dostępne lub bezpieczne w wielu krajach rozwijających się (Anderson i Cu-Uvin, 2009). Chociaż cięcie cesarskie może nie być najlepszą opcją porodu dla kobiet zakażonych wirusem HIV w środowiskach ubogich w zasoby naturalne, w niektórych przypadkach pozostają one niezbędne do zmniejszenia śmiertelności okołoporodowej matek związanej z trudnymi porodami (Coovadia i Newell, 2012).

Bezpieczne karmienie niemowląt

Karmienie niemowląt i małych dzieci w kontekście HIV stanowi poważne wyzwanie ze względu na ryzyko przeniesienia wirusa poprzez karmienie piersią. Przed 2010 wytyczne na HIV i niemowlęcy karmienie, unikanie lub wczesne zaprzestanie karmienia piersią wydawało się logiczne lub właściwe (WHO, 2010c). Według nowych wytycznych wydawać Światowa Organizacja Zdrowia kobieta z HIV może karmić piersią jej dziecko w ustawieniach dokąd ja osądza być najbezpieczniejszym niemowlęcym karmieniem opcja. Ona musi, jakkolwiek, karmić wyłącznie piersią i ona lub jej noworodek potrzeba otrzymywać terapię antyretrowirusową w tym samym czasie (WHO, 2010c). 2010 zalecenia opierają się na dowodach pozytywnych wynikach dla wolna od HIV przetrwanie przez providing ARVs karmionych piersią niemowląt narażonych na HIV. 2010 UN wytyczne provided dużo jaśniejszą ścieżkę w kierunku ten celu (UNICEF, 2011).

Karmienie piersią przynosi niemowlętom i małym dzieciom znaczne korzyści zdrowotne i jest niezbędną interwencją w celu przeżycia dziecka. Bez interwencji profilaktycznych około 10-

20 procent niemowląt urodzonych z zakażonych matek zaraża się wirusem przez mleko matki, jeśli są karmione piersią przez dwa lata (UNICEF, 2011). Ryzyko postnatalnej transmisji HIV po 6 tygodniach życia szacuje się na około 1% na miesiąc karmienia piersią (WHO, 2006). Kilka inni czynniki wpływają ryzyko przekaz, wliczając "wirusowego ładunek" lub kwotę wirusa w ciele matki (wysoki prawo po infekcji i gdy AIDS rozwija się; bardzo chora matka jest osiem razy bardziej prawdopodobny przekazywać HIV jej niemowlę niż zdrowa matka), czas trwania karmienia piersią (dłuższy okres, większy ryzyko, jako przekaz jest kumulatywny), i warunek piersi (czy tam są wrzody wokoło sutków) (UNICEF, 2011).

Metoda karmienia niemowląt jest wyraźnie związana z ryzykiem przeniesienia przez mleko matki. Wyłączny breastfeeding dla pierwszy sześć miesięcy kojarzy się z 3-4 fałdowym niższym ryzykiem transmisja HIV w porównaniu z mieszanym karmieniem (mieszający karmienie znaczy niemowlę otrzymuje oba breast-milk i jakaś inny jedzenie lub ciecz wliczając wodę, nieludzkie mleko i niemowlęcą formułę przed 6 miesiącami życia) (WHO, 2006). Badanie przeprowadzane w Malawi znajdowało że tylko wokoło 4% wyłącznie karmionych piersią niemowląt zarażało się wirusem HIV między 6 tygodniami i 6 miesiącami, nawet przy braku ARV (WHO, 2007). Ja wierzy że mieszający karmienie w pierwszy sześć miesiącach niesie większego ryzyko transmitować ponieważ inni płyny i foods dawać dziecku obok piersi mleka mogą uszkadzać już delikatną i przepuszczalną jelitową ścianę małego dziecka i pozwolić wirus transmitować łatwo (UNICEF, 2011). Karmienie mieszane stwarza również takie samo ryzyko zakażenia i biegunki jak karmienie sztuczne, zmniejszając tym samym szanse przeżycia. Tak więc HIV przekaz przez breastfeeding może zmniejszający się jeżeli HIV-pozytywne kobiety breastfeed wyłącznie dla sześć miesięcy raczej niż ćwiczy mieszanego karmienia (WHO, 2010c).

ROZDZIAŁ CZWARTY

TRADYCYJNI ASYSTENCI DS. URODZEŃ

Tradycyjne asystentki porodowe (TBAs) pomagają w rodzeniu dzieci. Ich członkami są głównie kobiety. Chociaż charakter i szczegółowa funkcja tradycyjnych asystentów porodowych może być różna w zależności od grupy etnicznej lub społeczności, istnieją one w większości społeczności lub grup etnicznych na świecie, a często są to starsze kobiety i na ogół analfabetki (Leedam, 1985; Fundusz Ludnościowy ONZ, 1996).

Verdersese i Turnbull w 1975 roku opracowali profil gruźlicy jako starszej kobiety, prawie zawsze po menopauzie, która sama musiała urodzić jedno lub więcej dzieci. Żyje ona w społeczności (najczęściej wiejskiej), w której praktykuje. Działa w stosunkowo ograniczonej strefie, a wiele jej przekonań i praktyk związanych z cyklem rozrodczym jest uzależnionych od sankcji religijnych i mistycznych. Tradycyjna asystentka urodzeniowa jest często utalentowanym zielarzem, którego wiedza i wykorzystanie korzeni i kory może być dość obszerna. Zazwyczaj jest analfabetką i nie ma formalnego wykształcenia (Verdersese i Turnbull, 1975).

Tradycyjne opiekunki porodowe (TBA) są również określane jako tradycyjny personel medyczny, który jest przeszkolony na miejscu lub w naturalny sposób wspomagany przez kobiety w czasie ciąży bez użycia medycyny ortodoksyjnej lub pomocy biurokratycznego personelu medycznego. Okazują się one zdolne do przetrwania okazjonalnej dziecinności kobiet w ciąży, zwłaszcza tych, które doświadczają jej po raz pierwszy, i zachęcają kobiety w ciąży do odzyskania wiary w swoją zdolność do doprowadzenia ich do pomyślnego porodu (Azjatka, 2005; Nkanta, 2009).

Adada w swoim dokumencie wskazał, że nowoczesne (medyczne) i autochtoniczne usługi w zakresie opieki zdrowotnej nad matkami (tradycyjne usługi porodowe) współistnieją w większości społeczności afrykańskich, szczególnie na obszarach wiejskich, a kobiety mogą być zmuszone do wyboru jednej z tych dwóch opcji (Adada, 2005). Tradycyjna opieka okołoporodowa to zawód, któremu brakuje jednolitości w opisie, ale który ma podobne cele w zakresie zapewnienia bezpiecznego porodu przez kobiety w ciąży w ich różnych społeczeństwach (Anamsefon, 2001).

Tradycyjni asystenci porodowi zostali również opisani jako rozszerzenie tradycyjnego systemu opieki zdrowotnej. TBA może, w odosobnieniu lub we współpracy z innymi tradycyjnymi pracownikami służby zdrowia (np. zielarzami i spirytualistami), zajmować się sprawami związanymi z ciążą, gdzie tradycyjna asystentka urodzeniowa jest znana od dłuższego czasu, obawa o bezpieczeństwo kobiety w ciąży i dziecka jest ograniczona do minimum (Emeka, 2008; Eleho, 2007).

Tradycyjne asystentki porodowe zapewniają podstawową opiekę, wsparcie i doradztwo w czasie ciąży i po porodzie, opierając się głównie na doświadczeniu i wiedzy zdobytej nieformalnie poprzez tradycje i praktyki społeczności, z których pochodzą (WHO, 2010b).

We współczesnej służbie zdrowia tradycyjna kadra porodowa nie jest postrzegana jako wykwalifikowana kadra porodowa. Dlatego też w oparciu o tę perspektywę Światowa Organizacja Zdrowia opisuje TBA jako "tradycyjną, niezależną (od nowoczesnego systemu opieki zdrowotnej), niesformalizowaną i opartą na społeczności instytucję świadczącą opiekę w czasie ciąży, porodu i okresu poporodowego" (WHO, 2004).

W całej historii gruźlica była głównym zasobem ludzkim kobiet podczas porodu. Ich rola różni się w zależności od kultury i czasów, ale nawet dziś uczestniczą one w większości porodów na obszarach wiejskich krajów rozwijających się. Nie ma wątpliwości, że odgrywają one istotną rolę, jeśli chodzi o kompetencje kulturowe, pocieszenie, empatię i wsparcie psychospołeczne przy porodzie, które są ważnymi korzyściami dla matki, a także dla nowo narodzonego dziecka (Bergstrom i Goodburn, 2001). W przeszłości gruźlica zazwyczaj działała poza formalną strukturą opieki zdrowotnej (Sibley i Sipe 2004a; Sibley i Sibe 2004b). W Zjednoczonym Królestwie są one szkolone od 1800 r., a od 1952 r. UNICEF dostarcza TBA zestawy porodowe. Od 1978 r., wraz z deklaracją z Ałma Aty, WHO zatwierdziła również szkolenie CAH w zakresie gruźlicy, które mają być włączone do podstawowej opieki zdrowotnej. Sibley and Sipe szacuje się nawet, że prawie 85% krajów rozwijających się uczestniczy w szkoleniu w zakresie gruźlicy (Sibley and Sipe, 2007).

Istnieją różne wersje dotyczące historii tradycyjnych asystentów urodzinowych. TBAs można uznać za osoby, które istniały jeszcze przed pojawieniem się zachodnich ginekologów. Powstały one z powodu specyficznej sytuacji, w jakiej znalazły się kobiety, życia zdominowanego przez prymitywne i surowe podejście do zagadnień. Odkąd szpital powstał po przejęciu cywilizacji przez człowieka i rozwinięciu specyficznych działań adaptacyjnych, praktycznie nie ulega wątpliwości, że przed powstaniem szpitala istniały tradycyjne pracownie porodowe (Lawson, 1999; Mary, 1996).

Choć historię cywilizacji można prześledzić po Egipcie, to źródło cywilizacji można prześledzić po człowieku, który ją napędza, dlatego historia TBA jest nie do odgadnięcia, ale należy zauważyć, że istniały one miliony lat temu (Nkanta, 2010).

Rodzaje tradycyjnych opiekunów porodowych

Zarejestrowani tradycyjni opiekunowie urodzeni

Zarejestrowanymi tradycyjnymi opiekunami porodowymi są osoby zarejestrowane w państwowym ministerstwie zdrowia za pośrednictwem najbliższych ośrodków zdrowia na częste wykłady, prelekcje i seminaria na temat podstawowych technik stosowanych przy porodzie dziecka. Otrzymują oni certyfikaty jako zarejestrowane i uznane TBA. Zaleca się im kierowanie skomplikowanych przypadków do szpitali. Filozofią szkolenia jest zmiana tych tradycyjnych praktyk, które są szkodliwe i zachęcanie tych, które są dobre. Na przykład kładzie się nacisk na tradycyjne przekonania dotyczące wypoczynku i dodatkowego pokarmu dla kobiet w ciąży, podczas gdy typowe praktyki, takie jak stosowanie ostrego aparatu do cięcia pępowiny, stosowanie krowiego łajna lub kurzu, które niosą ze sobą wysokie ryzyko wystąpienia noworodkowego tężeca, obrzezania kobiet lub aborcji są zniechęcane (Ndene, 2006).

Niezarejestrowani tradycyjni opiekunowie urodzeni

Są to podmioty, które nie są zarejestrowane, ale wykonują podobne obowiązki jak inne rodzaje umów o unikaniu podwójnego opodatkowania, z wyjątkiem tego, że działają głównie samodzielnie, bez żadnego nadzoru ani szkolenia (Ndene, 2006 r.).

Wykształceni Tradycyjni Adwokaci Urodzeni

TBA w tej grupie są oświecone. Składają się z emerytowanych pielęgniarek, położnych, kobiet wykształconych, wykształconych w sztuce tradycyjnej obecności przy porodzie. Mogą nie być zarejestrowane ze względu na swoje doświadczenie (Ndene, 2006).

Tradycyjni uczestnicy porodu Przyłączeni do kościołów

Są to tradycyjni asystenci urodzeni przy kościołach. Wykazują się one duchowymi funkcjami, oprócz tego, że zajmują się kobietami w ciąży przed, w trakcie i po porodzie i w większości przypadków kierują skomplikowane przypadki ciąży do kościołów na modlitwę (Ndene, 2006).

Rola tradycyjnych opiekunów porodowych w świadczeniu opieki zdrowotnej

Na przestrzeni dziejów tradycyjni asystenci porodowi byli głównymi dostawcami usług opieki zdrowotnej dla kobiet podczas porodu w Afryce. Obsługują one większość porodów na obszarach wiejskich w krajach rozwijających się. Nie ma wątpliwości, że odgrywają one istotną rolę, jeśli chodzi o kompetencje kulturowe, pocieszenie, empatię i wsparcie psychospołeczne w czasie ciąży i porodu, co przynosi istotne korzyści matce i noworodkowi (Bergström i Goodburn, 2001).

Nigeria, kraj z ponad 160 milionami ludzi, ma około 70% ludności zamieszkującej obszary wiejskie. Obszary te pozbawione są podstawowych udogodnień życiowych, takich jak dobre sieci dróg, przenośna woda pitna i odpowiednia infrastruktura zdrowotna. Nieodpowiedniość placówek i usług opieki zdrowotnej propaguje istnienie tradycyjnego personelu medycznego (Oshonwoh *i in.,* 2014).

W badaniu przeprowadzonym we wschodniej Nigerii stwierdzono, że chociaż 93% wiejskich kobiet, które urodziły dziecko lub dokonały spontanicznej aborcji, zarejestrowało się do opieki prenatalnej, 49% urodziło się w domu pod opieką TBAs, (Imogie, 2000). Podobnie w badaniu 377 kobiet, które urodziły dziecko przed przyjazdem do szpitala w Ogbomosho w południowo-zachodniej Nigerii, 65% matek zostało urodzonych przez TBA, podczas gdy 73,7% szukało u nich pomocy z powodu zatrzymanego łożyska z krwawieniem, (Fajemilehin, 1991). Również w innym badaniu przeprowadzonym w Edo State w południowej Nigerii, mającym na celu ocenę roli gruźlicy w świadczeniu usług zdrowotnych, respondenci wierzyli, że może ona odgrywać znaczącą rolę w planowaniu rodziny, badaniach przesiewowych w celu wykrycia ciężarnych o wysokim ryzyku, leczeniu niepłodności/niepłodności oraz usługach opieki nad matkami i dziećmi. Mieszkańcy wsi preferują korzystanie z usług związanych z gruźlicą w porównaniu z ich miejskimi odpowiednikami. Powody ich preferencji obejmują możliwość porodu domowego, dostępność/dostępność gruźlicy, niedrogie usługi oraz wiarę mieszkańców wsi w skuteczność swoich usług, obawę przed zabiegami szpitalnymi (np. cięciem cesarskim), a także bliskość miejsca zamieszkania (Imogie *i in.*, 2002).

Ponadto ze względu na trudny dostęp do personelu medycznego, wynikający z wysokiego wskaźnika absencji na stanowiskach pracy i dużej odległości do placówki służby zdrowia, kobiety są zniechęcane do korzystania z nowoczesnej opieki zdrowotnej (Titaley *i in.* , 2010; Ebuehi i Akintujoye, 2012). Badania wykazały, że kobiety w ciąży są przekonane, iż mają lepszy dostęp do poradni przeciwgruźliczych w porównaniu z nowoczesną opieką zdrowotną ze względu na fizyczną bliskość, jaką mogą oferować usługi w zakresie poradni przeciwgruźliczych w porównaniu z nowoczesnymi placówkami opieki zdrowotnej, które nie są równomiernie rozmieszczone na obszarach wiejskich (Imogie *i in.*, 2002; Titaley *i in., 2010*; Ebuehi i Akintujoye, 2012). Szacuje się, że na świecie dwie trzecie wszystkich urodzeń ma miejsce poza placówkami służby zdrowia (WHO, 1999). Spośród nich położne lub inni specjaliści przeprowadzają tylko niewielką część i większość, około 60 mln porodów rocznie, jest obecnie obsługiwana przez tradycyjnego asystenta porodowego, krewnego lub, w niektórych środowiskach, nikogo (Alto, 1991).

W Chanchaga LGA stanu Niger w północno-środkowej Nigerii 84% badanych gospodarstw domowych korzystało z usług TBA lub wiejskich pracowników służby zdrowia (Itina, 1997). Ze względu na brak wykwalifikowanej siły roboczej, która również jest nierównomiernie rozłożona geograficznie, tradycyjna siła robocza zazwyczaj wypełnia tę lukę (Inem *i in.*, 2008; United Nation Children Fund, 2001).

Pomimo rozszerzenia zakresu interwencji, takich jak budowa większej liczby placówek służby zdrowia w pobliżu społeczności lokalnej, zwiększone wykorzystanie kliniki przedporodowej i zwiększenie zasięgu szczepień, problem porodów nadzorowanych przez TBA utrzymał się (Tanzańskie Ministerstwo Zdrowia, 2003; Choguya, 2014).

Badanie przeprowadzone w Zimbabwe przez Mathole w 2004 r. wykazało, że większość kobiet zgłosiła się do klinik w trzecim trymestrze ciąży, co spowodowało negatywne wyniki porodu. Ponadto kobiety w badaniu przeprowadzonym w Zimbabwe uważały, że ciąża musi być utrzymywana w tajemnicy na wczesnym etapie z obawy przed czarnoksięstwem (Mathole *et.al,* 2004). Wierzenia w czary są czynnikiem przyczyniającym się do opóźnienia pierwszej wizyty w klinice położniczej (Mathole *i in.,* 2004).

Wysiłki mające na celu sformalizowanie roli gruźlicy w programach zdrowotnych dla matek i noworodków odniosły ograniczony sukces. Trwała obecność gruźlicy w czasie porodu w domu sugeruje jednak, że mogą one wpływać na wyniki leczenia matek i noworodków (Imogie *i in.,* 2002). W krajach rozwijających się istnieją dwie główne przyczyny spadku śmiertelności okołoporodowej matek. Pierwsza z nich została opracowana przez WHO w latach 50. i 60., podkreślając potrzebę edukacji matek, opieki przedporodowej i planowania rodziny. Druga główna doktryna została stworzona w latach siedemdziesiątych wraz z treningiem TBAs (WHO, 1983). Jednak u podstaw tych ważnych elementów leżała również dostępność i dostęp do opieki położniczej w nagłych wypadkach. Z tego powodu nacisk na szkolenie w zakresie gruźlicy opierał się na fakcie, że nie było wystarczającej liczby pracowników służby zdrowia, którzy mogliby zajmować się przypadkami macierzyństwa, ani w chwili obecnej, ani w przyszłości, a także na tym, że nie było wystarczającej liczby urządzeń do obsługi wszystkich przypadków, które mogłyby potencjalnie pojawić się w szpitalu (Sibley and Sipe, 2007). Proces ten został sformalizowany przez WHO, a gruźlicy były szkolone do połowy lat 80-tych. Szkolenie obejmowało opiekę przedporodową i podejście do ryzyka w czasie ciąży i porodu. Jednak w dłuższej perspektywie czasowej skuteczność szkolenia w zakresie gruźlicy była kwestionowana z powodu chorób noworodków (WHO, 1996). Stwierdzono zatem, że w ostatecznym rozrachunku niezbędny jest dostęp kobiet do opieki położniczej w nagłych wypadkach z treningiem w zakresie gruźlicy lub bez niego (De Brouwere *i in.,* 1998).

W ostatnich latach nasila się debata na temat przydatności gruźlicy w opiece zdrowotnej nad matkami. Przeciwnicy troski o TBA są zdania, że TBA w niewielkim stopniu przyczyniły się do poprawy zdrowia macierzyńskiego. Opowiadają się oni za tym, że ZZK udaremniły godne pochwały wysiłki podejmowane przez rządy w Afryce Subsaharyjskiej w celu zmniejszenia śmiertelności okołoporodowej matek, podczas gdy zwolennicy ZZK wyrazili potrzebę trwałego partnerstwa z ZZK jako strategii mającej na celu poprawę dostępu do podstawowej opieki położniczej na obszarach wiejskich, aby osiągnąć znaczne zmniejszenie śmiertelności okołoporodowej matek. Jednakże debata ta toczyła się między prawosławnymi i tradycyjnymi pracownikami służby zdrowia i rzadko zgłaszano opinie beneficjentów takich usług (tj. kobiet w ciąży) (Sibley i Sipe, 2006).

ROZDZIAŁ PIĄTY

Report of a Study that Evaluated the Extant of Patronage and the Factors Responsible for the Patronage of Traditional Birth Attendants (Eshiet *et al.*, 2016)

Znaczenie i cele badania

Ze względu na postrzegany wysoki poziom mecenatu nad usługami TBA przez kobiety w ciąży w krajach rozwijających się, pomimo obecności nowoczesnych usług opieki zdrowotnej, w niniejszym badaniu starano się zbadać zakres mecenatu nad usługami TBA przez kobiety wiejskie w wieku rozrodczym mieszkające w stanie Akwa Ibom - Nigeria. Ponadto w badaniu podjęto próbę zrozumienia problemów zdrowotnych i warunków, w jakich kobiety te konsultują się lub odwiedzają tradycyjne domy porodowe, oraz określenia czynników odpowiedzialnych za patronat nad usługami TBA przez kobiety wiejskie mieszkające w stanie Akwa Ibom. Oczekuje się, że wyniki tego badania dostarczą wiedzy na temat czynników wpływających na zachowania kobiet w ciąży poszukujących podwójnej opieki zdrowotnej, a także pomogą zmniejszyć śmiertelność i zachorowalność matek i niemowląt związaną z usługami tradycyjnych asystentek porodowych.

Projektowanie studiów/metoda

Było to badanie opisowe, przekrojowe, wykorzystujące ustrukturyzowane, zatwierdzone i wstępnie przetestowane kwestionariusze. Kwestionariusz został opracowany i wykorzystany w celu uzyskania istotnych informacji od zidentyfikowanych kobiet w różnych obszarach samorządu lokalnego stanu Akwa Ibom - Nigeria. Kwestionariusze składały się zarówno z pytań otwartych, jak i zamkniętych. Informacje zawarte w kwestionariuszu obejmowały dane społeczno-demograficzne, takie jak wiek, płeć, religia, stan cywilny itp. Oprócz pytań dotyczących informacji demograficznych, ankieta zawierała między innymi pytania dotyczące patronatu nad tradycyjnymi asystentami urodzeniowymi, powodów ich patronowania, częstotliwości korzystania z tradycyjnych usług asystentów urodzeniowych, preferencji między tradycyjnymi usługami asystentów urodzeniowych a nowoczesną opieką zdrowotną.

Stan Akwa Ibom (Nigeria), miejsce badania składa się z trzech okręgów senatorskich: Eket, Ikot Ekpene i Uyo Senatorial district. W stanie Akwa Ibom znajduje się 31 obszarów samorządu lokalnego (LGA). Cztery LGA w każdym okręgu senatorskim zostały wybrane losowo za pomocą prostej metody losowego doboru próby. 300 dorosłych kobiet w wieku rozrodczym zostało wybranych losowo (z

lokalnych targowiskach, kościołach i zgromadzeniach społeczności) i przeprowadził wywiady w każdej dzielnicy senatorskiej z dodatkowymi 100 kobietami w dzielnicy senatorskiej Uyo. Kwestionariusze były prowadzone przez badacza z przeszkolonymi asystentami, którzy byli studentami wyższych uczelni. Wywiady z kobietami były prowadzone na jednej podstawie, przy zachowaniu ścisłej poufności. Wyboru próby dokonano na podstawie określonych kryteriów włączenia. Wielkość próby (n) została obliczona według wzoru opisanego przez Yamane (Izrael, 2012). Dane ilościowe analizowano przy użyciu pakietu komputerowego Programu Statystycznego dla Nauk Społecznych (SPSS) w wersji 16.0.
Atest etyczny i formalną zgodę na to badanie uzyskano w Państwowym Ministerstwie Zdrowia Akwa Ibom.

Wynik

W sumie przesłuchano 1000 kobiet. Najczęstszą grupą wiekową w badaniu było 31-40 lat 361 (36,1%), reszta to 41-50 lat 243 (24,3%), 18-30 lat 236 (23,6%), 51-69 lat 135 (13,5%) oraz 61-70 lat 25 (2,5%). Ponad trzy czwarte respondentów 783 (78,3%) było w związku małżeńskim, a 20,1% (201) było wdowami, pozostali 16 (1,6%) byli w separacji z małżonkami. Ponad połowa respondentów 750 (75,0%) była zatrudniona, reszta 250 (25%) była albo niewykwalifikowana albo bezrobotna. Około połowa respondentów uzyskała jedynie wykształcenie średnie 502 (50,2%), podczas gdy 29,5% (295) uzyskało jedynie wykształcenie podstawowe, 125 (12,5%) nie posiadało wykształcenia formalnego, a pozostali 78 (7,8%) uzyskali wykształcenie wyższe. Ponad połowa respondentów miała więcej niż 4 dzieci (51,7%) 517, podczas gdy 27,8% (278) i 20,5% (205) miało odpowiednio od 3 do 4 i od 1 do 2 dzieci. Większość respondentów podała, że zawsze korzystała z usług związanych z dostarczaniem leków przeciwgrzybiczych i dzieci (76,5%) 765, 12,9% (129) respondentów okazjonalnie patronowało usługom związanym z BPK, a 106 (10,6%) twierdziło, że nigdy nie patronowało usługom związanym z BPK. Wszyscy respondenci, którzy traktowali usługi świadczone przez BPH protekcjonalnie, prosili o zgodę swoich współmałżonków/partnerów, a ich współmałżonkowie/partnerzy wspierali ich decyzje o traktowaniu usług BPH protekcjonalnie. Ponad trzy czwarte (78,1%) 781 respondentów preferowało usługi świadczone przez TBA zamiast nowoczesnych usług zdrowotnych, podczas gdy (219) 21,9% respondentów preferowało nowoczesne usługi zdrowotne zamiast usług świadczonych przez TBA. Powody, dla których respondenci preferują usługi świadczone przez BPH to: niski koszt 304 (38,9%), bliskość miejsca zamieszkania 254 (32,5%), przyjazne i opiekuńcze usposobienie BPH 110 (14,1%), dostępność usług świadczonych przez BPH 93 (11,9%) oraz przekonania religijne i tradycyjne wspierające patronat nad BPH 20 (2,6%). Wśród przyczyn preferowania nowoczesnych usług medycznych przez 21,9% naszych respondentów, którzy preferują usługi położnicze współczesnych placówek służby zdrowia, wymienić należy: postrzegany diaboliczny charakter gruźlicy 95 (43,4%), ryzyko zakażenia HIV przy porodzie w tradycyjnych domach porodowych 69 (31,5%), złe praktyki higieniczne Gruźlicy 39 (17,8%) oraz niedopuszczalny sposób porodu stosowany przez Gruźlicę 16 (7,3%).
Wszyscy respondenci (100%) mieli świadomość, że współczesne placówki służby zdrowia dysponują dobrze wyszkolonym personelem do obsługi powikłań. Większość ankietowanych 873 (87,3%) uważała, że tradycyjne asystentki porodowe nie mają wymaganych umiejętności i udogodnień, aby poradzić sobie z powikłaniami podczas porodu i porodu, podczas gdy 12,7%

(127) respondentów było zdania, że tradycyjne asystentki porodowe mają wymagane umiejętności i udogodnienia, aby poradzić sobie z powikłaniami podczas porodu i porodu. 62 (48.8%) ankietowanych, którzy zaufali gruźlicy w radzeniu sobie z powikłaniami podczas porodu stwierdziło, że mają one pewną miksturę, która może być przyjmowana doustnie w celu powstrzymania powikłań, 38 (29.9%) z nich stwierdziło, że mają one moc duchową, która może być użyta do radzenia sobie z powikłaniami, podczas gdy 27 (21.3%) ankietowanych stwierdziło, że gruźlica daje liście ziołowe, które mogą pocierać żołądek kobiety podczas porodu, aby zapobiec powikłaniom.

Większość respondentów 782 (78,2%) stwierdziło, że jeśli nowoczesne usługi zdrowotne staną się bardziej dostępne i przystępne cenowo, nie będą traktować tych usług protekcjonalnie. Jednak 218 (21,8%) stwierdziło, że będzie nadal traktować te usługi protekcjonalnie, nawet jeśli ortodoksyjne usługi położnicze staną się bardziej dostępne i przystępne cenowo. Nieco ponad połowa respondentów 522 (52,2%) stwierdziła, że nie jest zadowolona z usług TBA, podczas gdy 478 (47,8%) było zadowolonych z usług TBA. Większość respondentów zadeklarowała, że nie będzie popierać zakazu tradycyjnych asystentów urodzeń 931 (93,1%), podczas gdy inni powiedzieli, że będą popierać zakaz tradycyjnych asystentów urodzeń 69 (6,9%).

Dyskusja

W badaniu tym oceniono zakres i częstotliwość korzystania z usług TBAs, ich stosunek do korzystania z nich oraz czynniki wpływające na patronat nad usługami TBAs wśród 1000 dorosłych kobiet w wieku rozrodczym mieszkających w stanie Akwa Ibom (Nigeria) pomimo istnienia nowoczesnych placówek opieki zdrowotnej. Wynik ten wykazał wyższy odsetek preferencji dla ortodoksyjnych szpitali położniczych wśród respondentek, które uzyskały wykształcenie średnie i wyższe w porównaniu z innymi, których poziom wykształcenia był niższy od średniego. Badania Chakravarty *et al* w 1996 r. i Oshonwoh *et al* w 2014 r.

odnotowano również podobne ustalenia (Chakravarty *i in.*, 1996; Oshonwo *i in.*, 2014). Wydaje się, że istnieje silna zależność między poziomem wykształcenia a zachowaniami zdrowotnymi jednostki szukającej zdrowia. Badanie przeprowadzone przez Fatusi w 2004 roku wykazało, że poziom wykształcenia kobiety wpływa na jej zachowania prozdrowotne w czasie ciąży i porodu. W badaniu tym zaobserwowano również, że poziom śmiertelności okołoporodowej matek jest znacznie wyższy wśród kobiet bez wykształcenia w porównaniu z kobietami z wykształceniem średnim lub wyższym (Fatusi, 2004). Thaddeus i Maine uznały brak odpowiedniej edukacji zdrowotnej za podstawowy czynnik utrudniający dostęp do wysokiej jakości opieki zdrowotnej (Thaddeus i Maine, 1994). W wielu przypadkach brak odpowiedniej edukacji zdrowotnej zniechęca do korzystania z usług ratujących życie (Population Reference Bureau, 2002). Często osoby nieposiadające odpowiedniej edukacji formalnej mogą stać się przesądne co do tego, gdzie i jak szukać lekarstwa na swoje schorzenia, zwłaszcza te związane ze zdrowiem reprodukcyjnym. Onah *et al* w swoim raporcie stwierdzili, że edukacja zdrowotna w Nigerii musi być ukierunkowana na poprawę żywienia (tak, aby zmniejszyć częstość występowania anemii w ciąży), unikanie szkodliwych tradycyjnych praktyk, ostrzeganie kobiet o krytycznych czynnikach wymagających przeniesienia i wykorzystania planowania rodziny.

Usługi. Uważali oni, że edukacja zdrowotna powinna być skierowana zarówno do klas o niskich, jak i średnich dochodach (Onah *i in.*, 2006).

Badanie to wykazało bardzo wysoki popyt i patronat nad usługami porodowymi i porodowymi TBAs. Większość (78,1%) badanych preferowała usługi tradycyjnego asystenta porodowego w porównaniu z nowoczesnymi placówkami opieki zdrowotnej; może to wskazywać, że w ujęciu względnym odsetek porodów w nowoczesnych placówkach położniczych jest niski w porównaniu z porodami w placówkach TBA. Chociaż jest to zgodne z wcześniejszymi badaniami przeprowadzonymi w innych populacjach Nigerii (Fatusi, 2004; Akpala, 1994; Katun, 2001; Nwakoby; 1994; Ogunniyi, 2000), kontrastuje to z sytuacją w Ameryce Łacińskiej, Azji Wschodniej i Ameryce Północnej, gdzie odsetek porodów w nowoczesnych placówkach opieki zdrowotnej został podany odpowiednio jako 64%, 93% i 100% (Royston i Armstrong, 1989). Jedną z przyczyn wysokiego poziomu mecenatu nad gruźlicą, jak wskazano w niniejszym badaniu, jest stosunkowo niski koszt usług związanych z gruźlicą. Stwierdzenie, że koszt jest głównym czynnikiem decydującym o wyborze miejsca dostawy jest zgodne z wcześniejszymi badaniami przeprowadzonymi przez Imogie *et al* w Edo w Nigerii w 2002 r. (Imogie *et al.*, 2002). Imogie et *al.* zaobserwowali, że ośrodki TBA są zazwyczaj pozbawione zaporowych opłat szpitalnych, nielegalnych opłat i łapówkarstwa (Imogie *et al., 2002*). Murakami *i in.* w 2003 roku określili również koszty jako główny czynnik wpływający na preferowanie usług TBAs przez kobiety wiejskie (Murakami *i in.,* 2003). Brak środków finansowych może stanowić istotną barierę w podjęciu decyzji o poszukiwaniu właściwej opieki medycznej, zwłaszcza w przypadkach, gdy koszt właściwej opieki zdrowotnej jest znaczny. Zdarza się, że kobiety w ciąży mieszkające na wsi są zmuszone do pokonywania dużych odległości w celu utrzymania wizyt w szpitalach. Koszt transportu dla tych kobiet może być zniechęcający. Ponadto zaobserwowano, że kobiety często preferują gruźlicę ze względu na elastyczny sposób płatności, czasami dostarczając ją bezpłatnie lub otrzymując płatności w naturze (Nwakoby, 1994). Zidentyfikowaliśmy również bliskość jako istotny czynnik wpływający na patronat nad gruźlicami. Omotor w swoim referacie przedstawionym na 6. konferencji ludności afrykańskiej w Burkina Faso stwierdził, że wykorzystanie ośrodków zdrowia matek zmniejsza się wraz ze wzrostem odległości (Omotor, 2011). Potwierdza to fakt, że odległość od placówek służby zdrowia wpływa na korzystanie z usług zdrowotnych w tych placówkach (Omotor, 2011). Wielu naszych respondentów uzasadniało swój patronat nad usługami związanymi z gruźlicą twierdząc, że są one bardziej czułe, kochające i opiekuńcze w świadczeniu usług macierzyńskich, co jest zgodne z podobnym badaniem przeprowadzonym przez Ebuechi *i in.* W swoim raporcie stwierdzili oni, że gruźlica cieszy się znacznym patronatem wśród kobiet w ciąży, ponieważ są postrzegane jako bardziej współczujące niż współczesne pracownice służby zdrowia (Ebuehi i Akintujoye, 2012). Ciąża jest trudnym okresem w życiu kobiety i dlatego zasługuje ona na całkowitą opiekę, pomoc i miłość w tym okresie. Za główny czynnik wpływający na wybór opieki macierzyńskiej uważa się sprawność opieki i przyjazność personelu (Onah *i in.*, 2006). Długie opóźnienia w rozpoczęciu leczenia zazwyczaj prowadzą do zgonów matek (Fatusi, 2004; Onah *i in.*, 2006; Ogunniyi, 200). Ponadto nieprzyjazna i pozbawiona współczucia postawa pracowników służby zdrowia, szczególnie w publicznych zakładach opieki zdrowotnej, często tworzy znaczny dystans społeczny i psychologiczny pomiędzy ludnością a zakładem (Chukwudebelu, 2003). Thaddeus i Maine stwierdzili, że gdy pacjenci są niezadowoleni ze świadczonych usług, przyczyną tego stanu rzeczy są często czynniki instytucjonalne, takie jak wykonywane procedury, nastawienie personelu i długi czas oczekiwania (Thaddeus i Maine, 1994). Pacjenci mogą nie być zmotywowani do korzystania z usług nowoczesnych zakładów

opieki zdrowotnej, jeśli postawa personelu nie jest pozytywna lub występują długie okresy oczekiwania. Religia i tradycyjne przekonania są kolejnym czynnikiem wpływającym na patronat nad gruźlicą.
W niniejszym badaniu niektórzy respondenci twierdzili, że ich przekonania religijne i tradycyjne popierają patronat nad gruźlicą (TBAs). Usługi świadczone przez BP wydają się być kulturowo akceptowalne w wielu krajach afrykańskich. Badania wykazały, że przeciętnie w Nigerii ludność miejska stanowi 50% całej populacji, a większość Nigeryjczyków, niezależnie od miejsca zamieszkania, jest pod silnym wpływem kulturowych i tradycyjnych norm ich pochodzenia etnicznego (Shamaki i Buang, 2014).
Istnieje wyraźna interakcja między kulturowymi przekonaniami na temat ciąży, wyrażaniem przez kobiety strachu, a sposobami poszukiwania i korzystania z dostępnych usług opieki położniczej (Dako-Gyeke *i in.*, 2013).
Systematyczna analiza czynników warunkujących korzystanie z opieki przedporodowej w krajach rozwijających się określiła przekonania kulturowe i postrzeganie ciąży jako główny czynnik (Simkhada *i in.*, 2008). Historycznie, niektóre kultury afrykańskie postrzegają ciążę jako potencjalnie niebezpieczny okres, który wymaga duchowej ochrony (Dako-Gyeke *i in.*, 2013). Dlatego też opieka nad kobietami w ciąży jest uważana za wieloaspektową, obejmującą wsparcie medyczne, a także psychospołeczne, ekonomiczne i duchowe. Badania w Ghanie wykazały, że w zachowaniach opiekuńczych kobiet w ciąży w dużej mierze pośredniczą wpływy społeczno-kulturowe, które kształtują indywidualne postrzeganie zagrożeń dla ciąży (Dako-Gyeke *i in.*, 2013). W celu zajęcia się społecznymi, kulturowymi i duchowymi problemami w czasie ciąży, współczesne kościoły chrześcijańskie stworzyły nową drogę dla wielu kobiet w ciąży, aby szukały ochrony przed zagrożeniami, które dostrzegają przed naturalnymi i nadprzyrodzonymi siłami, takimi jak czarownice, czarownicy i czarownicy.
Wiele kobiet decyduje się na dostarczanie posiłków w domach modlitwy, a nie w ośrodkach zdrowia (Sackay 2002). Co więcej, gruźlicy znane są z tego, że cieszą się patronatem ze względu na ich dużą wrażliwość na normy społeczno-kulturowe oraz większą zdolność do włączania opieki psychospołecznej do swoich usług w porównaniu z nowoczesnymi placówkami służby zdrowia (Hunt *i in.*, 2002). Towarzystwa gruźlicy zwykle znają kobiety i ich rodziny, z którymi dzielą się swoimi kulturowymi wyobrażeniami na temat tego, jak należy przygotować się do porodu i jak go przeprowadzić. Uważa się, że gruźlicy znają leki i rytuały stosowane przed, podczas i po porodzie (Lefeber i Voorhoever, 1992).
Niektórzy z naszych respondentów uważali, że gruźlica ma wystarczającą wiedzę i umiejętności, aby poradzić sobie z powikłaniami położniczymi. Według nich gruźlica może poradzić sobie z powikłaniami za pomocą różnych metod, takich jak: wykorzystanie mocy duchowych, stosowanie tradycyjnych roślin leczniczych itp. Powikłania związane z ciążą są jedną z głównych przyczyn zgonów i inwalidztwa wśród kobiet w Nigerii. Częstymi przyczynami śmiertelności okołoporodowej matek w Nigerii są: krwotok położniczy, choroba nadciśnieniowa ciąży i eklampsja, niedrożność porodowa, malaria, przerwanie ciąży, zator płucny i płyn owodniowy (Dahiru, 2016). Większości zgonów matek można zapobiec, jeśli kobiety mają dostęp do odpowiedniej opieki zdrowotnej w czasie ciąży, porodu i bezpośrednio po nim. Chociaż świadczona w ramach TBA opieka zdrowotna dla matek została uznana za przystępną cenowo, dostępną i bardziej akceptowalną kulturowo, o czym świadczy jej wysoki patronat, badania wykazały, że wiele z ich praktyk ma negatywny wpływ na zdrowie matek (Imogie *i in.*, 2002).

Oceniając stosunek kosztów do korzyści opieki zdrowotnej dla matek zapewnianej przez TBA, ważne jest, aby zbadać jej wpływ na matki i dzieci. Raport z 1997 roku z Akwa Ibom-Nigeria podaje, że 72% przypadków śmiertelności okołoporodowej matek miało miejsce wśród kobiet, które albo nie były zarejestrowane do szpitalnej opieki przedporodowej, albo były zarejestrowane, ale mimo to próbowały rodzić z TBA (Itina, 1997). Zbadano związek między śmiertelnością okołoporodową matek a opieką nad matkami zapewnianą przez TBA. Badania wykazały, że opieka zdrowotna zapewniana przez TBA stanowi zagrożenie dla zdrowia matek i dzieci, ponieważ zwiększa podatność kobiet w ciąży i ich noworodków na infekcje (Ofili i Okojie, 2005). TBA nie posiadają wystarczającej wiedzy w zakresie położnictwa i dlatego nie są w stanie poradzić sobie z większością potencjalnie śmiertelnych powikłań w czasie ciąży i porodu. Typowy TBA jest niewykwalifikowany i może nie być zdolny do rozpoznania powikłań porodowych. Dlatego też usługi w zakresie opieki zdrowotnej nad matkami i niemowlętami świadczone w ramach TBA są niebezpieczne dla zdrowia matki i dziecka. Jednakże, szkolenie w zakresie TBA może być wykorzystane jako strategia poprawy opieki zdrowotnej nad matkami i dziećmi w krajach rozwijających się, gdzie brak jest dostępności i dostępu do odpowiedniej opieki zdrowotnej. Chociaż takie szkolenia nie przyczyniły się bezpośrednio do zmniejszenia śmiertelności okołoporodowej matek, wydaje się, że poprawiają one ich skuteczność w innych obszarach, takich jak zmniejszenie liczby noworodków cierpiących na tężec, zwiększenie dostępności i korzystania z opieki przedporodowej oraz zwiększenie liczby skierowań w przypadku powikłań (Amref Health Africas, 2016).

Wniosek i zalecenie

Patronat nad usługami TBA, jaki zaobserwowano w tym badaniu, jest wysoki. Czynniki wpływające na wysoki poziom mecenatu nad TBA to: bliskość pacjenta, dostępność tradycyjnych asystentów porodowych, przyjazny, kochający i opiekuńczy charakter TBA w świadczeniu usług, niski koszt usług związanych z TBA, a także przekonania religijne i tradycyjne. Istnieje potrzeba, aby różne rządy poprawiły dostęp do usług położniczych i zmniejszyły ich koszty.
Należy również odpowiednio przeszkolić BP, nadzorować ich działalność i ewentualnie współpracować z nimi.

ROZDZIAŁ SIX

SPRAWOZDANIE Z BADANIA, KTÓRE OCENIAŁO WIEDZĘKĘ I PRAKTYKĘ PREVENTING VERTICAL (MOTHER TO CHILD) TRANSMISSION OF HIV AMONG TRADITIONAL BIRTH ATTENDANDS (Eshiet and Ekpe, 2016)

Znaczenie badania

Nigeria licząca 173,6 mln mieszkańców (National Bureau of Statistics, Nigeria 2014) ma obecnie jedno z największych na świecie obciążenie epidemią HIV i AIDS. Epidemia ma charakter uogólniony, a jej częstość występowania wynosi 4,1%, szacuje się, że 3,1 mln osób żyje z HIV, 215 130 zgonów związanych z AIDS rocznie i 2 229 883 sierot AIDS ogółem. Do grudnia 2012 roku tylko 491 021 z szacowanej liczby 1,66 mln osób potrzebujących leków antyretrowirusowych (ARV) otrzymywało te leki (Akwa Ibomskie Ministerstwo Zdrowia, 2013).

Zapobieganie przenoszeniu wirusa HIV z matki na dziecko (PMTCT) w Nigerii jest jedną z odpowiedzi sektora zdrowia na epidemię HIV/AIDS w tym kraju. Zakażenie HIV z matki na dziecko (Mother-to-child transmission - MTCT) jest główną drogą zakażenia pediatrycznego. Stanowi ona ponad 90% wszystkich zakażeń pediatrycznych (dzieci poniżej 15 roku życia). Bez interwencji odsetek zakażeń w MTCT wynosi od 25 % do 40 %, jednak przy skutecznych interwencjach odsetek ten został obniżony poniżej 2 % (Dabis *i in.*, 2000).

Temat ten stał się obszarem zainteresowań, ponieważ poprzednie badania w stanie Akwa Ibom ujawniły ogromne obciążenie HIV/AIDS, szczególnie w pionowej transmisji lub transmisji z matki na dziecko (MTCT). AIDS w Akwa Ibom (SACA), między 1989 r. (pierwszy wybuch epidemii HIV w państwie) a 2010 r., państwowe wskaźniki rozpowszechnienia HIV (przy wykorzystaniu badań ankietowych z użyciem sentineli przedporodowych jako wskaźnika zastępczego dla ogółu populacji) spadły w 1999 r. między 12,7% a 7,2% w 2003 r. i od tego czasu wzrosły do 10,9% w 2010 r. (SACA, 2010). Miejsce porodu jest wielkim wyznacznikiem zachorowalności i umieralności matek i dzieci. W kraju subsaharyjskim, jakim jest Nigeria, pomimo istnienia nowoczesnych placówek służby zdrowia, ponad 58% porodów odbywa się w domu, podczas gdy tylko 37% w szpitalach (UNICEF, 2011). Pomimo wysokiego mecenatu nad gruźlicą wiele z jej praktyk, takich jak ponowne użycie rękawic i niesterylnej żyletki do wielokrotnych porodów, zostało uznanych za szkodliwe dla zdrowia matki i dziecka (Ofili i Okojie 2005). Dlatego też badanie miało na celu ocenę wiedzy i praktyki w zakresie profilaktyki przenoszenia wirusa HIV przez matki i dzieci (PMTCT) wśród tradycyjnych opiekunów porodowych (TBAs) praktykujących w stanie Akwa Ibom w Nigerii.

Cele/Cele badania

Badanie miało na celu;

i) Ocena wiedzy i praktyki w zakresie zapobiegania pionowemu (z matki na dziecko) przenoszeniu HIV wśród gruźlicy praktykowanej w stanie Akwa-Ibom, Nigeria.

ii) Ocena roli i wpływu tradycyjnych asystentów ds. urodzeń w zapobieganiu pionowemu (z matki na dziecko) przenoszeniu HIV w stanie Akwa-Ibom, Nigeria.

iii) Podkreślenie potrzeby okresowego szkolenia w zakresie zapobiegania przenoszeniu się gruźlicy z matki na dziecko (PMTCT) HIV.

Projektowanie studiów

Było to badanie opisowe, przekrojowe, wykorzystujące dobrze skonstruowane, zatwierdzone i przetestowane kwestionariusze. Kwestionariusz został zaprojektowany i wykorzystany do uzyskania istotnych informacji od TBA, praktykujących w stanie Akwa-Ibom w Nigerii. Kwestionariusz składał się zarówno z pytań otwartych, jak i zamkniętych. Informacje zawarte w kwestionariuszu obejmowały: szczegóły społeczno-demograficzne (takie jak wiek, płeć, religia, płeć itp.), wiedzę na temat transmisji pionowej i PMTCT HIV, a także praktyki tradycyjnych asystentów porodowych w zakresie zapobiegania przenoszeniu wirusa HIV z matki na dziecko.

Miejsce studiów

Stan Akwa-Ibom (Nigeria), miejsce studiów składa się z trzech senatorskich okręgów: Uyo, Eket i Ikot-Ekpene. W stanie Akwa-Ibom istnieje w sumie 31 obszarów samorządu lokalnego. Dwadzieścia jeden obszarów samorządu lokalnego zostało wybranych losowo za pomocą prostej techniki doboru losowego i przeprowadzono wywiady ze wszystkimi zidentyfikowanymi w każdym z wybranych obszarów samorządu lokalnego, które wyraziły zgodę na udział w badaniu. Ogółem przeprowadzono wywiady z 600 osobami urodzonymi tradycyjnie (TBAs) w trybie indywidualnym, przy zachowaniu ścisłej poufności. . Do badania wybrano losowo: Etinan, Uyo, Ibesikpo Asutan, Nsit Atai, Ibiono Ibom, Nsit Ibom, Uruan, Nsit Ubium, Itu, Oron, Onna, Mbo, Eket, Okobo, Esit Eket, Mkpat Enin, Ikono, Essien Udim, Ikot Ekpene, Obot Akara i Ini. Dane zbierane były w okresie od grudnia 2014 do kwietnia 2015.

Metoda analizy

Dane ilościowe analizowano przy użyciu pakietu komputerowego Program Statystyczny dla Nauk Społecznych (SPSS) w wersji 20.0 ze statystyką opisową.

Rozważania etyczne

O zgodę etyczną i formalną zgodę na te badania ubiegano się i uzyskano ją w Ministerstwie Zdrowia Landu Akwa-Ibom.

Wynik

Ogółem przeprowadzono wywiady z 600 tradycyjnymi opiekunami porodowymi (TBAs). Tabela 1 przedstawia szczegóły społeczno-demograficzne dotyczące TBA, z którymi przeprowadzono wywiad.

Ponad trzy czwarte respondentów wiedziało o istnieniu HIV/AIDS 581 (96,8%), a pozostałe 19 (3,2%) nie wiedziało o istnieniu HIV/AIDS. Dwieście dwadzieścia dwa (37,0%) badanych nie potrafiło prawidłowo określić żadnej z dróg zakażenia HIV, jednak 378 (63,0%) badanych wiedziało o co najmniej dwóch drogach zakażenia HIV. Ponadto nasze badanie wykazało, że tylko 194 (32,3%) respondentów wiedziało o transmisji HIV z matki do dziecka (MTCT),
podczas gdy większość respondentów 355 (59,2%) nie była pewna, czy HIV może być przenoszony z matki na dziecko. Z drugiej strony 51(8,5%) respondentów nie wiedziało o przenoszeniu wirusa HIV z matki na dziecko, twierdząc, że HIV nie może być przenoszony z matki na dziecko. Kolejna sonda 194 respondentów, którzy twierdzili, że wiedzą o MTCT HIV,

wykazała, że tylko 83 (42,8%) z nich wiedziało o tym, że może być on przenoszony w czasie ciąży, porodu i karmienia piersią dziecka.

Trzydzieści cztery (17,5%) z tych respondentów stwierdziło, że MTCT może wystąpić tylko podczas ciąży i samego karmienia piersią, 49 (25,3%) stwierdziło, że HIV może zostać przeniesiony na dziecko tylko poprzez samo karmienie piersią, 14 (7,2%) z tych respondentów stwierdziło, że HIV może zostać przeniesiony na dziecko tylko podczas ciąży, a pozostali 14 (7,2%) przyznali, że nie mają żadnego pomysłu na to, jak infekcja może zostać przeniesiona z matki na dziecko. Sto siedemdziesiąt cztery (89,7 %) ze 194 respondentów, którzy twierdzili, że wiedzą o MTCT HIV, uważało również, że można zapobiec MTCT HIV, 18 (9,3 %) z nich stwierdziło, że nie są pewni, czy można zapobiec MTCT HIV, podczas gdy pozostali 2 (1,0 %) byli zdania, że nie można zapobiec MTCT HIV. Spośród 174 respondentów, którzy uważali, że można zapobiec MTCT HIV, 121 (69,5%) z nich stwierdziło, że można to osiągnąć jedynie poprzez właściwą interwencję medyczną (nie mogli jednak podać szczegółów dotyczących formy interwencji), 24 (13,8%) z nich stwierdziło, że można zapobiec MTCT HIV także poprzez interwencję boską (poprzez modlitwę do Boga). 22(12,6%) spośród tych respondentów stwierdziło, że jedynym sposobem na zapobieżenie MTCT HIV jest uniknięcie karmienia piersią, natomiast 7(4%) spośród nich (mimo świadomości, że można zapobiec MTCT HIV) nie miało pojęcia, w jaki sposób można by zapobiec PMTCT HIV. 138(23,0%) respondentów zadeklarowało, że zawsze kierują swoich klientów do dobrowolnego poradnictwa i testowania (VCT) w kierunku HIV, 151(25,2%) zadeklarowało, że czasami kierują swoich klientów do VCT, podczas gdy 311(51,8%) przyznało, że nigdy nie wysłało żadnego ze swoich klientów do VCT w kierunku HIV. 58(9.7%) naszych respondentów zadeklarowało, że chodziło do poradni dla kobiet w ciąży będących nosicielami wirusa HIV, 298(49.7%) nie było pewnych, czy kiedykolwiek chodziło do klienta HIV, natomiast 244(40.7%) przyznało, że nigdy nie spotkało się z żadnym klientem, który był nosicielem wirusa HIV. 52(89.7%) respondentów, którzy twierdzili, że opiekowali się pacjentkami będącymi nosicielami wirusa HIV, stwierdziło, że skierowało ich do szpitala w celu uzyskania odpowiedniej opieki medycznej, jednak nie było pewne, czy pacjenci ci rzeczywiście poszli do szpitala.

w szpitalu, ponieważ nie było skutecznej obserwacji klientów przez TBA. Większość z 591 respondentów (98,5%) twierdziła, że zawsze używało rękawic ochronnych podczas porodu, jednak 9 (1,5%) z tych 591 respondentów przyznało się do używania jednego zestawu rękawic ochronnych podczas porodu wielokrotnego (według nich rękawice te zostały umyte przed ponownym użyciem). Z drugiej strony 9 (1,5%) z tych 591 respondentów przyznało się do używania gołymi rękami podczas porodu wielokrotnego (według nich rękawice te były myte przed ponownym użyciem). Większość 565 (94,1%) badanych przyznała się do używania niewyjałowionego ostrza (np. żyletki lub ostrza miejscowego) do przecięcia pępowiny podczas porodu, 35 (5,8%) badanych przyznało się do używania sterylnego ostrza chirurgicznego do przecięcia pępowiny. Jednak 5(0,9%) badanych przyznało się do ponownego użycia tego samego ostrza przy wielu porodach.

TABELA 1: PROFIL SPOŁECZNO-DEMOGRAFICZNY RESPONDENTÓW

N= 600	Numer	Procent (%)
Płeć		
Kobieta	599	99.8
Mężczyzna	1	0.20
Wiek		
(20-30)lat	3	0.50
(31-40)lat	62	10.3
(41-50)lat	208	34.7
(>50)lat	327	54.5
Poziom wykształcenia		
Brak formalnej edukacji	245	40.8
Główny	156	26.0
Wtórne	146	24.3
Trzeciorzędny	53	8.8
Religia		
Chrześcijaństwo	600	100
Szkolenie jako TBA		
Tak	294	49.0
Nie	306	51.0
Źródło nabywania umiejętności		
Otrzymany przez boskie natchnienie od Boga	236	39.3
Reagowanie na sytuację kryzysową	79	13.2
Dziedziczenie	189	31.5
Szkolony lokalnie przez położną	27	4.5
Emerytowana pielęgniarka/śpiostra na emeryturze	69	11.5
Czas trwania doświadczenia		
(1-10)lat	226	37.7
(11-20)lat	221	36.8
(21-30)lat	115	19.2

(>30)lat	38	6.3

Dyskusja

Celem tego badania było określenie wiedzy i praktyki w zakresie zapobiegania przenoszeniu wirusa HIV z matki na dziecko (PMTCT) wśród gruźlicy praktykowanej w stanie Akwa-Ibom w Nigerii. Większość respondentów nie posiadała żadnej formy formalnej edukacji. Jedynie niewielka część gruźlicy uzyskała wykształcenie wyższe. Dwadzieścia sześć procent respondentów (TBAs) uzyskało jedynie wykształcenie podstawowe, podczas gdy około dwudziestu czterech procent badanych TBAs uzyskało wykształcenie średnie. Podobne badanie przeprowadzone w Tajlandii wykazało, że wśród badanych TBA wskaźnik alfabetyzacji wyniósł pięćdziesiąt trzy procent (Chongsuvivatwong *i in.*, 1991). Poprzednie badania w nigeryjskich stanach Edo i Akwa Ibom wykazały stosunkowo wysoki wskaźnik analfabetyzmu wśród osób cierpiących na gruźlicę, wynoszący 60% i 85% (Ofili i Okojie 2005; Itina 1997). Poziom wykształcenia uzyskany przez TBA może mieć ogromny wpływ na jego praktykę.

W tym badaniu stwierdzono, że tylko jeden mężczyzna praktykował jako TBA. Obserwowany w tym badaniu wysoki odsetek kobiet praktykujących jako TBAs jest podobny do wyników innych badań w Kenii i stanie Edo w Nigerii, gdzie wszystkie TBAs były kobietami (Seroney *i in.*, 2008; Ofili i Okojie 2005). Jednak badanie przeprowadzone w stanie Osun w Nigerii ujawniło znaczną liczbę (około piętnaście procent) mężczyzn praktykujących jako TBAs (Fatusi i Abioye-kuteyi, 1997). Możliwym wyjaśnieniem stosunkowo niskiego zaangażowania mężczyzn w praktykę tradycyjnej obecności przy porodzie może być postrzeganie, że kobiety lepiej rozumieją kwestie związane z ciążą i porodem i jako takie są bardziej wykwalifikowane w tradycyjnej obecności przy porodzie. Ponadto kobiety w ciąży, ze względu na swoje tradycyjne i religijne pochodzenie, mogą czuć się bardziej komfortowo z kobiecym TBA niż z męskim TBA, zniechęcając tym samym mężczyzn do wyboru tradycyjnej obecności przy porodzie (TBA) jako zawodu, ponieważ prawdopodobnie doświadczają niskiego patronatu. Pogląd ten potwierdzają badania przeprowadzone w Zimbabwe, w których Mathole *i in. stwierdzili*, że świat TBA jest w przeważającej mierze kobiecy i że mężczyźni nie mogą być TBA ze względu na nieznane, nieprzewidywalne i być może pozbawione szacunku zachowanie kobiet podczas porodu (Mathole *i in.*, 2004).

Większość z nich to osoby starsze (powyżej 50 roku życia), a około trzydzieści pięć procent naszych respondentów należało do grupy wiekowej 41-50 lat. Jest to porównywalne z wynikami innych podobnych badań przeprowadzonych w północnej Nigerii, gdzie wszystkie gruźlicy były na ogół starszymi kobietami (Ityaryar, 1984; Akpala, 1994). Uważa się, że im starsze są TBA, tym bardziej kobiety w ciąży czują się komfortowo, ponieważ wiek jest postrzegany jako oznaka wieloletniego doświadczenia w tradycyjnej obsłudze porodowej. Badanie przeprowadzone w Tanzanii wykazało, że starsze kobiety były bardziej szanowane przez swoich klientów i że starsze kobiety były postrzegane jako bardziej doświadczone i bardziej odpowiednie do pracy niż młodsze TBA (Vyagusa *i in.*, 2013).

Wiele z TBA (około dziewiętnastu procent) twierdziło, że ma 21-30 lat doświadczenia w tradycyjnej obsłudze urodzeń. Około trzydziestu siedmiu i trzydziestu ośmiu procent badanych twierdziło, że ma odpowiednio od 11-20 lat do 1-10 lat doświadczenia w tradycyjnej obecności urodzeń. Jest to porównywalne z wynikami badań przeprowadzonych przez Kofo i Mobalanle w stanie Lagos w Nigerii, które wykazały, że 41,7%, 29,6% i 13,0% gruźlicy urodzeniowej praktykowało odpowiednio od (1-10), (11-20) i (21-30) lat (Mobalanle i Kofo, 2010). Długotrwała praktyka występowania gruźlicy obserwowana w niniejszym badaniu niekoniecznie przekłada się na odpowiednią wiedzę na temat pionowej lub pionowej transmisji HIV z matki na dziecko (MTCT) oraz na praktykę zapobiegania transmisji HIV z matki na dziecko (PMTCT). Wiele gruźlicy z długim stażem pracy może postrzegać siebie jako "autorytety" w położnictwie i w związku z tym może nie być gotowych do skorzystania ze szkoleń, szczególnie w zakresie PMTCT, w celu poprawy świadczenia usług i zmniejszenia ryzyka MTCT HIV.

Około dwunastu procent chorych na gruźlicę twierdziło, że są to pielęgniarki pomocnicze lub emerytowane pielęgniarki/pielęgniarki/pielęgniarki poślubne i w związku z tym odbyło się formalne szkolenie w zakresie rodzenia dzieci, podczas gdy około czterdziestu procent badanych na gruźlicę twierdziło, że nabyło swoje umiejętności z boskiej inspiracji. Około trzydziestu jeden procent naszych respondentów twierdziło, że odziedziczyło swoje umiejętności po rodzicach, podczas gdy około dwunastu procent i pięciu procent twierdziło, że nabyło swoje umiejętności jako TBAs, reagując na sytuacje porodowe w nagłych wypadkach oraz poprzez szkolenie odpowiednio pielęgniarek/pielęgniarek/pielęgniarek środowiskowych. Ejembi w swoim badaniu w północnej Nigerii podał, że 73,5% badanych na gruźlicę twierdzi, że było nauczane przez członków ich rodzin (Ejembi, 1997). Podobny raport ukazał się także w południowej Nigerii, gdzie 62,2% badanych TBA twierdziło, że uczyli ich członkowie rodziny, a kilka osób nie będących członkami rodziny (Ofili, i Okojie 2005). Wskazuje to, że większość gruźlicy może nie posiadać wystarczającej wiedzy na temat opieki zdrowotnej nad matkami i dziećmi. Typowy TBA jest analfabetą i może nie być zdolny do rozpoznania powikłań porodowych (Imogie, 2000; Ofili i Okojie, 2005; Titaley *i in.*, 2010). Dlatego też usługi w zakresie opieki zdrowotnej dla matek świadczone w ramach TBA są niebezpieczne dla zdrowia matek i ich dzieci i przyczyniły się do wzrostu śmiertelności okołoporodowej matek (Ofili i Okojie, 2005). Badanie przeprowadzone w stanie Ebonyi w Nigerii wykazało, że wszystkie skierowania poporodowe matek, które wcześniej były pod opieką TBA, miały poważne powikłania położnicze i były w złym stanie klinicznym w chwili przyjęcia. Wskazywało to na to, że TBA najwyraźniej nie rozpoznały czynników ryzyka wewnątrzporodowego i przedporodowego. Brak lub opóźnienie w skierowaniach takich przypadków przez tradycyjne asystentki porodowe może być spowodowane niewiedzą, obawą przed ewentualną kontrolą lub odwetem ze strony formalnego sektora opieki zdrowotnej (Umeora i Egwuatu 2010). Akpala w swoim badaniu ujawnił również, że tylko 58,1% wyszkolonych TBA w stanie Sokoto w Nigerii było w stanie rozpoznać ciąże i porody wysokiego ryzyka w celu skierowania ich do wyższych ośrodków zdrowia (Akpala, 1994). Federalne Ministerstwo Zdrowia twierdzi, że w Nigerii mieszka około 2% światowej populacji, ale kraj ten przyczynia się do 10% światowych zgonów matek (FMOH, 2005b). Większości przypadków śmierci okołoporodowej matek w Nigerii można zapobiec, ale brak wiedzy i kompetencji predysponuje kobiety w ciąży do zagrożenia położniczego, jak wynika z badania przeprowadzonego w stanie Ebonyi, w Nigerii, gdzie niektóre z ciężarnych kobiet, do których zwrócono się o pomoc TBA, zmarły w ciągu kilku godzin po długotrwałym porodzie i porodzie (Umeora i Egwuatu, 2010).

Zdecydowana większość ankietowanych w tym badaniu tradycyjnych asystentów rodzenia wiedziała o istnieniu HIV/AIDS. Zaobserwowana w naszym badaniu wysoka świadomość istnienia HIV wśród gruźlicy jest zgodna z raportem ze stanu Lagos w Nigerii, gdzie wszystkie gruźlicy były świadome istnienia HIV/AIDS (Mobalanle i Kofo, 2010). Natomiast badanie przeprowadzone w stanie Ebonyi w Nigerii wykazało, że tylko 65,1% osób praktykujących gruźlicę wiedziało o istnieniu HIV/AIDS (Ejikeme *i in.*, 2007). Inny raport z południowych Indii wykazał, że 85% badanych gruźlicy nie wiedziało o istnieniu HIV/AIDS (Madhivanan *i in.*, 2010). W badaniu tym, mimo że ponad dziewięćdziesiąt sześć procent ankietowanych TBA wiedziało o istnieniu HIV/AIDS, tylko sześćdziesiąt trzy procent wiedziało o co najmniej dwóch drogach przenoszenia HIV. Omowunmi w podobnym badaniu przeprowadzonym w Lagos stwierdził, że wiedza o istnieniu HIV/AIDS, jak również wiedza o sposobach przenoszenia wirusa HIV wśród osób urodzonych tradycyjnie, jest mniej niż wystarczająca, ponieważ CAO nie były w stanie odróżnić HIV od innych chorób (Ahmed, O. *i in.*, 2004). Wiedza na temat HIV/AIDS, jak również sposobów przenoszenia zakażenia, umożliwia praktykowanie gruźlicy na całym świecie w celu zapewnienia bezpieczniejszych praktyk podczas porodu dzieci.

Ponad pięćdziesiąt procent respondentów przyznało, że nigdy nie wysłało żadnego ze swoich klientów na dobrowolne poradnictwo i testy (VCT). Może to wynikać z braku wiedzy o istnieniu HIV, MTCT HIV oraz PMTCT HIV. Testowanie w kierunku HIV w ciąży stanowi furtkę do uzyskania dostępu do opieki nad matką i dzieckiem. Wiele osób zakażonych wirusem HIV nie jest świadomych, że jest nim zakażonych (Marks, *et al.*, 2005). Na przykład w 2001 roku testom poddano mniej niż 1% ludności aktywnej seksualnie w miastach afrykańskich, a odsetek ten jest jeszcze niższy w populacjach wiejskich. Ponadto w 2001 r. tylko 0,5% kobiet w ciąży uczęszczających do miejskich ośrodków zdrowia otrzymało poradę, test lub wyniki badań. Ponownie, odsetek ten jest jeszcze niższy w wiejskich placówkach służby zdrowia (Kumaranayake i Watts, 2001). Pomimo dużego mecenatu nad gruźlicami, wiele z ich praktyk podczas porodu ma negatywny wpływ na zdrowie matki, (Ofili i Okojie, 2005). Badanie przeprowadzone w Zimbabwe wykazało, że wykonanie badania krwi było jedną z procedur, których TBA odmówiły. Zastosowanie tej interwencji przez pracowników społecznych, takich jak umowy w sprawie zakazu palenia tytoniu, jest bezpośrednio związane z polityką krajową każdego z państw i jeśli kiedykolwiek będzie promowane, będzie musiało obejmować stały nadzór i działania następcze (Ferez *i in.,* 2008). Pierwszy zgłoszony program PMTCT, w ramach którego pracownicy społeczni wykorzystywali CAO w celu zapewnienia poufnego poradnictwa w zakresie HIV i testów z wykorzystaniem szybkiego testu w kierunku HIV, został przeprowadzony w Kamerunie (Welty *i in.,* 2005). Zażywanie kleszczy wydawane jest również kobietom zakażonym wirusem HIV i zapewnia profilaktykę nerkapiny po porodzie, co stanowi zintegrowaną strategię w programie PMTCT. Podejście to zostało zrealizowane poprzez uczestnictwo społeczności lokalnej, szkolenia i uzupełnione przez pielęgniarki nadzorujące, które co miesiąc odwiedzają wioski. Zaangażowanie ZZOZ w interwencje w PMTCT wspierają różne indywidualne sprawozdania, które wykazały poprawę skuteczności interwencji w zakresie zdrowia publicznego (Quiroga *i in.,* 1998; Banajeh, 2005). Ostatni przegląd systematyczny wykazał, że szkolenia w zakresie TBA wydają się zwiększać o 38% wskaźnik uczestnictwa w opiece przedporodowej (Sibley and Sipe, 2004a). Dlatego też istnieje potrzeba poprawy poprzez bardziej całościowy program szkoleniowy, obejmujący monitorowanie i nadzór. Edukacja zdrowotna i inne strategie mające na celu zmianę postawy naszych ZZOZ wobec stosowania sterylnych procedur, świadczeń immunizacyjnych i szybkiego kierowania skomplikowanych przypadków położniczych tam, gdzie istnieją nowoczesne zakłady opieki zdrowotnej, są zalecane (Ofili i Okojie, 2005; Udoma *i in.,* 2001).

Z badania tego wynika, że tylko 32,3% respondentów, którzy byli świadomi istnienia HIV/AIDS, wiedziało również o MTCT HIV. Sibley and Sipe w swoim badaniu podali, że większość gruźlicy nie wiedziała o MTCT HIV (Sibley and Sipe, 2006). Pewien rodzaj wiedzy na temat zdrowia jest niezbędny przed podjęciem świadomych osobistych działań zdrowotnych. Pożądana akcja zdrowotna prawdopodobnie nie wystąpi, chyba że dana osoba otrzyma sygnał wystarczająco silny, aby wyzwolić motywację do działania na tej wiedzy (Green i Kreuter, 1991). Odpowiednia wiedza o MTCT HIV przekazywana przez TBA promuje bezpieczniejsze praktyki i zmniejsza ryzyko wystąpienia MTCT HIV (Seroney *i in.,* 2012).

W badaniu tym stwierdzono, że tylko około 43 procent osób, które były świadome istnienia MTCT HIV, było w stanie prawidłowo określić różne sposoby, w jaki może dojść do jego wystąpienia (tzn. w czasie ciąży, porodu i karmienia piersią dziecka). Podobnie badania przeprowadzone w Tanzanii i Ugandzie wykazały, że 50% TBA, które twierdziły, że wiedzą o

MTCT HIV, mogło wskazać jedynie karmienie piersią jako możliwą drogę przeniesienia wirusa z matki na dziecko (Harms *i in.,* 2005). Mobalanle i Kofo zgłosili również, że 62% gruźlicy, z którymi przeprowadzono badania, mogło zidentyfikować karmienie piersią jako możliwą drogę przeniesienia wirusa HIV z matki na dziecko (Mobalanle i Kofo, 2010).

Pozostali ankietowani w tym badaniu albo nie mieli pojęcia, w jaki sposób HIV może być przenoszony z matki na dziecko, albo mogli wskazać tylko jeden lub dwa rodzaje MTCT HIV. Okazało się, że wiele gruźlic nie zna MTCT w zakresie HIV/AIDS oraz dróg, którymi może ono przebiegać, co podkreśla potrzebę intensyfikacji kampanii uświadamiającej na temat HIV/AIDS oraz MTCT w zakresie HIV, szczególnie wśród gruźlicy i jej klientów. Jedną z interwencji, której wieloletnie doświadczenie zdobyte zostało w wielu krajach, jest szkolenie tradycyjnych asystentów porodowych w tych częściach świata, w których brakuje wykwalifikowanych asystentów zawodowych (Aletor, 1981). Podczas gdy pediatryczny HIV został praktycznie wyeliminowany w większości krajów rozwiniętych za pomocą zorganizowanych interwencji, wiele krajów rozwijających się (w tym Nigeria) nadal odnotowuje wysokie wskaźniki zakażeń (Burr *i in.*, 2007; Mofenson, 2010). Niektóre zadania które TBAs mogli wykonywać zapobiegać prenatalna transmisja HIV zawierają upowszechnianie informacja o jak HIV może transmitować od matki dziecko i wyjaśnienie skuteczne strategie zapobiegać taki transmisji; Identyfikacja kobiety w ciąży w ich społecznościach i facilitation ich use dostępny antenatal i macierzyństwa opieka; zapewnienie, że kobiety w ciąży i ich partnerzy rutynowo otrzymują porady i testy na obecność wirusa HIV i że ich przyjmowanie to jest ułatwione; wzmocnienie wiadomości zdrowotnych zawierających znaczenie ulepszonego odżywiania podczas ciąży; nadzór bezpośrednio obserwowanego leczenia matki i niemowlęcia; oraz oferowanie porad w sprawie zmniejszania ryzyka przenoszenia wirusa HIV na kobiety i ich partnerów (Butlerys *et al,* 2002). Gruźlica, jeżeli zostanie skutecznie przeszkolona, może odegrać ważną rolę w informowaniu większości kobiet w ciąży, które nie są zaznajomione z MTCT, o znaczeniu znajomości ich statusu HIV oraz o zagrożeniach związanych z MTCT HIV, jeżeli właściwa interwencja medyczna nie zostanie wdrożona w terminie. Pogląd ten został wyrażony w badaniu etiopskim, w którym tylko 19% respondentek (kobiet w ciąży) posiadało wiedzę na temat MTCT HIV, podczas gdy większość z nich (około 85%) słyszała jedynie o przenoszeniu wirusa HIV z matki na dziecko (Tesfaye *i in.,* 2015).

Chociaż większość TBA twierdziła, że zawsze używa rękawic ochronnych podczas porodu dzieci, niektóre z badanych TBA przyznały się do ponownego użycia jednego zestawu rękawic przy wielu porodach. Według nich rękawice te zostały umyte przed ponownym użyciem. Również kilku respondentów przyznało się do używania ich gołymi rękami podczas porodu. Użycie gołych rąk podczas porodu naraża gruźlicę na ryzyko zakażenia HIV. Użycie jednego zestawu rękawic do wielokrotnych porodów zwiększa ryzyko przeniesienia wirusa HIV z jednego klienta na drugiego. Wyniki te są zgodne z wynikami poprzednich badań w Nigerii (Ahmed *i in.,* 2004; Bassey *i in.,* 2007). Badanie w Gwatemali wykazało, że wiejskie położne pracowały bez rękawic, mydła czy bieżącej wody (Farber, 1998). Badanie przeprowadzone w Tanzanii wykazało również, że 30,9% gruźlicy przyznaje się do używania jednej pary rękawic przy porodach mnogich. Uzasadnieniem tej bardzo niebezpiecznej praktyki TBA było twierdzenie, że wielu ich klientów było ubogich i dlatego nie było ich stać na te podstawowe artykuły jednorazowego użytku (Vyagusa *i in.,* 2013). Te niebezpieczne i ryzykowne praktyki stosowane przez BPH powinny być zniechęcane.

Zdecydowana większość TBA, które twierdziły, że wiedzą o MTCT HIV, uważała również, że można mu zapobiec. Niektórzy z nich stwierdzili jednak, że nie są pewni, czy można zapobiec MTCT HIV, podczas gdy kilku respondentów było zdania, że nie można zapobiec MTCT HIV. Wielu z TBA, którzy uważali, że można zapobiec MTCT HIV, nie było w stanie wskazać odpowiednich interwencji w PMTCT HIV. Siedemdziesiąt dziewięć procent gruźlicy, z którymi przeprowadzono wywiad w badaniu w Ugandzie, wiedziało, że PMTCT HIV może zostać zrealizowany. Jednakże dalsze badania przeprowadzone wśród tych respondentów, którzy byli świadomi, że PMTCT HIV może zostać zrealizowany, ujawniły, że około 62% z nich nie potrafiło spontanicznie wskazać żadnego ze sposobów osiągnięcia PMTCT HIV (Harms, 2005).

Większość naszych respondentów przyznała, że do cięcia pępowiny podczas porodu używała niesterylnego ostrza (np. żyletki, ostrza miejscowego itp.). Podobne badanie przeprowadzone w północno-wschodniej Nigerii wykazało, że 91,7% gruźlicy praktykowanej w tym regionie przecinało pępowinę przy użyciu niewyjałowionej żyletki (Bello *i in.,* 2008).

Ustalenie to jest sprzeczne z raportem z Tajlandii, w którym 80% TBA twierdziło, że sterylizacja ostrza używanego do cięcia pępowiny jest przeprowadzana przed użyciem (Chongsuvivatwong, 1991). Używanie niewyjałowionych, ostrych przedmiotów do cięcia pępowiny podczas dostawy przez kleszcze jest niebezpieczną praktyką. Ogólnie rzecz biorąc, praktyki pielęgnacji pępowiny przez kleszcze gruźlicy są słabe, ponieważ doniesienia z badań wskazują, że kleszcze gruźlicy dopuszczają się niebezpiecznych praktyk, takich jak wiązanie pępowiny niewyjałowioną nicią, stosowanie serów/wazeliny, krów-dung, węgla drzewnego, piasku, oleju mahoniowego, itp. (Osrin, *i in.*, 2002; Bello, *i in.*, 2008). (Osrin i in., 2002; Bello i in., 2008). Nakładanie piasku, węgla drzewnego lub krowiego dung, między innymi, może powodować u noworodków zakażenie tężcem. Ofili i Okojie w swoich badaniach zaobserwowali, że większość TBA nie zaleca swoim podopiecznym toksyn tężcowych, pomimo ich pobłażliwości w niewłaściwym postępowaniu z pępowiną (Ofili, A. i Okojie O., 2005). Wykazano, że złe zarządzanie pępowiną jest silnie związane ze śmiertelnością noworodków z powodu tężeca w północnej Nigerii (Eregie i Oforwe, 1995).

Część respondentów przyznała się do ponownego użycia tego samego ostrza do wielokrotnych dostaw. Ta bardzo niebezpieczna praktyka dodatkowo naraża noworodki na takie infekcje jak HIV i zapalenie wątroby. Eregie i Oforwe, a także Ofili i Okojie (Eregie i Oforwe 1995; Ofili i Okojie 2005) również zgłaszali używanie jednego ostrza do wielokrotnych porodów.

Chociaż gruźlicy odgrywają znaczącą rolę w zapewnieniu wsparcia psychospołecznego kobietom w ciąży i opiece nad porodem, zwłaszcza na obszarach wiejskich o nieodpowiedniej infrastrukturze zdrowotnej, to jednak ich wiedza i praktyka w zakresie PMTCT, jak wykazano w niniejszym badaniu, są mniej niż wystarczające. Szkolenie w zakresie poradnictwa okołoporodowego może przyczynić się do zwiększenia wiedzy, poprawy postaw i ograniczenia ryzykownych praktyk. Badanie przeprowadzone w Republice Południowej Afryki mające na celu ocenę wpływu szkolenia dotyczącego gruźlicy w zakresie HIV/AIDS wykazało, że szkolenia dotyczące gruźlicy znacznie poprawiły ich wiedzę i usprawniły praktyki (Hussein i Mpembeni, 2006; Asghar, 1999). Integracja pomiędzy środowiskowymi pracownikami służby zdrowia, takimi jak umowy na rzecz zwalczania gruźlicy, a formalną opieką zdrowotną może przynieść cenne korzyści dla działań w zakresie zdrowia publicznego podejmowanych w społecznościach lokalnych i otwartych dróg dla szeregu działań związanych z profilaktyką i opieką (Stanback *i in.*, 2007). Podejścia uzupełniające, w których interwencje w ramach społeczności lokalnych są połączone ze wzmocnieniem lub rozszerzeniem świadczeń na poziomie placówki zdrowotnej, mogą również potencjalnie przyczynić się do rozwiązania wielu innych problemów zdrowotnych, takich jak wykonywanie testów na obecność wirusa HIV i przestrzeganie zasad dotyczących PMTCT (Wanyu *i in.*, 2007; Stanback *i in.*, 2007).

Wnioski i zalecenia

Wiedza i praktyka PMTCT na temat HIV wśród gruźlicy praktykowanej w Akwa Ibom, Nigeria, ujawniona w niniejszym badaniu, jest mniej niż odpowiednia. Chociaż poziom świadomości istnienia HIV/AIDS wśród CAH był wysoki, większość CAH miała słabą znajomość MTCT HIV i PMTCT HIV.

Istnieje potrzeba intensyfikacji kampanii uświadamiającej na temat HIV/AIDS, MTCT oraz PMTCT wśród gruźlicy praktykującej w Akwa Ibom w Nigerii. Istnieje również potrzeba zwiększenia udziału społeczności lokalnej w zakresie wsparcia i świadczenia usług w PMTCT.

REFERENCJE

Abarzúa F., Nuñez F., Hubinont C., Bernard P., Yombi J.C., Vandercam B. (2005). "Humanimmunodeficiency virus (HIV) infection in pregnancy: antiretroviral treatment (ART) and mode of delivery." (2005). *Rev Chil Infectol.* **22**: 327-37.

Adada A.A. (2005). A Book on Traditional Medicine and Application in Social Change (2005). Lagos: *Dublin book publishers limited. 2005.*

Adewole I.F., Odutolu O., Sagay A.S. (2006). Prevention of Mother-to-Child Transmission of HIV. *Massachusetts: Harvard Centre for population and development studies*, 2006:349-384.

Ahmed O., Odunukwe N., Raheem Y., Efienemokwu C., Junaid M., Adesesan S., Ogedengbe O., Harry T., i Salako L. (2004). Knowledge, attitudes and perceptions of HIV/AIDS among traditional birth attendants and herbal practitioners in Lagos State, Nigeria". *African Journal of AIDS Research.* **3**(2):191-196.

Akpala C.O. (1994). Ocena wiedzy i praktyki wyszkolonych tradycyjnych asystentów urodzeń w Bohinga, stan Sokoto, Nigeria. *J.Trop.Med.Hyg.* **97**(1): 46-50.

Akwa Ibom Państwowe Ministerstwo Zdrowia, (2013). "Państwowy Plan Operacyjny Akwa Ibom na rzecz Elimacji MTCT HIV 2013-2015". Stanowe Ministerstwo Zdrowia Akwa Ibom Stan, Nigeria.

Aletor G.A. (1981). "Domowa opieka położnicza, włączając w to tradycyjnych asystentów porodowych. W: Zdrowie matki i dziecka na całym świecie, Eds. H. M. Wallace i G. J. Ebrahim, Londyn." The Macmillan Press Ltd, Pp: 89-98.

Alto W.A., Albu R.E., Irabo G., (1991). Alternatywa dla dostawy bez nadzoru. Program szkoleniowy dla wiejskich położnych w Papui Nowej Gwinei. Nauki społeczne i medycyna 32(5**)**: 613-618.

Amaseofon C.N., (2001) "A book on Ethno Medicine and Health seeking Culture of selected Cultures". Lagos: *Dublin book publishers limited. 2001.*

Stanowisko Amref Health Africas Oświadczenie w sprawie roli i usług tradycyjnych asystentów urodzeń. http://amref.org/infohub/amrefs-position-on-the-role-and-services-of-traditionalbirth- attants-/ (Ocena 23 marca 2016 r.).

Anderson B. i Cu-Uvin S. (2009). Ciąża i optymalna opieka nad pacjentami zakażonymi HIV. *Clinical Infectious Diseases* **48:** 449-455.

Anderson J. (2012). Kobiety i HIV: macierzyństwo i więcej. Current Opinion in Infectious Diseases **25** (1): 58-65.

Antoinette C. V. i Marion C., (2007). Identifying HIV-1 Dual Infections. *Retrovirologia* 2007, **4**:67.

Asghar R.J. (1999). Powikłania położnicze i rola gruźlicy w krajach rozwijających się. *J Coll. Physicians Surg. Pak* **9** (1): 55-57.

Asian N.C. (2005). A book on Traditional Medicine and Belief Pattern (2005). *Mirror house publishers limited, Uyo. 2005.*

Baggaley R.F., Boily M.C., White R.G., i Alary M. (2006). Risk of HIV-1 transmission for Parenteral Exposure and Blood Transfusion: A Systematic Review and Meta-analysis". AIDS (Londyn, Anglia) **20** (6): 805-12.

Banajeh S., (2005). Uczenie się od krajów o niskich dochodach: Inwestowanie w tradycyjnych asystentów rodzenia może pomóc zmniejszyć śmiertelność w biednych krajach." *Bio Medical Journal.* **330**: 478-479.

Bassey E.B., Elemuwa C.O., i Anukam K.C. (2007). Knowledge of, and attitudes to, Acquired Immune Deficiency Syndrome (AIDS) among traditional birth attendants (TBAs) in rural communities in Cross River State, Nigeria. *International Nursing Review.* **54**: 354-358.

Bello M., Ambe J ., Yahaya S ., Omotara B. (2008). Tradycyjni urodzeni: Praktyki i problemy w lokalnym samorządzie stanu Konduga; północno-wschodnia Nigeria. *Journal of Tropical Medicine.* **6**: 1.

Berer M., (1999). Redukcja okołoporodowa transmisja HIV w krajach rozwijających się poprzez opiekę przedporodową i porodową oraz karmienie piersią: Wspieranie przetrwania niemowląt. *Biuletyn Światowej Organizacji Zdrowia.* **77:** 871-877.

Bergström S. i Goodburn E. (2001). The role of traditional birth attendants in the reduction of maternal mortality. *Badania w zakresie organizacji i polityki służby zdrowia (HSO&P) 17:* **85-89**.

Burr C.K., Lampe M.A., Corle S., Margolin F.S., Abresh C., Clark J. (2007). An End to perinatal HIV: Sukces w USA wymaga ciągłych i innowacyjnych działań, które powinny się rozwijać na całym świecie. *J. Polityka zdrowia publicznego*. **28**:249-60.

Butlerys M., Fowler M.G., Shaffer N., Tih P.M., Greenberg A.E., Karita E., Coovadia H., De Cock K.M. (2002). Rola tradycyjnych asystentów porodowych w zapobieganiu okołoporodowemu przenoszeniu wirusa HIV. *British Medical Journal.* **324**: 222-225.

Chakravarty J, Bhattacharya S, Camey XC, *et al.* (1996). Tradycyjni asystenci porodowi w Meksyku: zalety i niedoskonałości opieki nad normalnymi porodami. *SocSci Med.* 43 (2): 199–207.

.

Choguya N. Z. (2014). Traditional Birth Attendants and Policy Ambivalence in Zimbabwe. *Journal of Anthropology.* Tom 2014 (2014), Pp: 1-9.

Chongsuvivatwong V., Bucharkorn L., Trectrong R. (1991). Traditional birth attendants in an endemic area of tetanus neonatorum in Thailand. *J Community Health.* **16**(6): 325-31.

Chukwudebelu W.O. (2003). "Preventing Maternal Mortality in Developing Countries", In: A. Okonofua i K. Odunsi, Eds., *Contemporary Obstetrics and Gynaecology for Developing Countries*, Women's Health and Action Re-search Centre, Benin, 2003, str. 644-657.

Coovadia H. i Nowell M.L. (2012). Effective HIV Prevention and Treatment for Pregnosis and Treatment for Pregnosis Ciążowych Matek i ich Dzieci. Pp: 169-194; Nowy Jork: Oxford University Press.

Coutsoudis A., Kwaan L., i Thomson M. (2010). Prevention of vertical transmission of HIV-1 in resource-limited settings. *Expert Review of Anti-infective Therapy* **8** (10): 1163-75.

Dabis F., Leroy V., Castetbon K., Spira R., Newell M.L., Salamon R. (2000). Preventing mother-to-child transmission of HIV-1 in Africa in the year 2000. *Journal on Acquired Immune Deficiency Syndrome (AIDS).* **14**(8):1017–1026.

DahiruA. Uczynienie porodu bezpieczniejszym w Nigerii. http://www.gamji.com/article8000/NEWS8634.htm. Dostępny 27 marca 2016.

Dako-Gyeke P, Aikins M, Aryeetey R, Mccough L i Adongo PB. (2013). The influence of socio-cultural interpretations of pregnancy threats on health-seeking behaviour among pregnant women in urban Accra, Ghana. BMC Pregnancy and Childbirth 2013, 13:211.

De Brouwere V., Tonglet R., i Van Lerberghe W. (1998). Strategies for Reducing Maternal Mortality in Developing Countries: Czego możemy się nauczyć z historii uprzemysłowionego Zachodu? *Tropical Medicine and International Health,* **3**(10): 771-782.

Ebuehi M. i Akintujoye I.A. (2012). Postrzeganie i wykorzystywanie tradycyjnych metod okołoporodowych przez kobiety w ciąży uczęszczające do kliniki podstawowej opieki zdrowotnej na terenie wiejskiego samorządu lokalnego w stanie Ogun w Nigerii. *International Journal of Women's Health* **2**(3): 5-15.

Ejembi C.L. (1997). Programy przekwalifikowania TBA: doświadczenia z północnej Nigerii. In: Definiowanie przyszłej roli tradycyjnych asystentów urodzeniowych w opiece nad zdrowiem reprodukcyjnym w Nigerii. A workshop organised by the Women's Health and action Research Centre (WHARC) in collaboration with the United Nations Population Fund (UNFPA) Otta, Ogun State, Nigeria. Pp: 4657.

Ejikeme B.N., Umeora O.U., i Obuna J.A. (2007). "HIV/AIDS: świadomość i praktyka wśród osób urodzonych tradycyjnie na wsi w Nigerii." *Nigeryjski lekarz medycyny.* **51**(1/2): 6-10.

Eleho K.U. (2007). Assessment of Traditional Medicine, Dispensation, Problems, and Prospects. *Social Science Journal,* **18**(6); 40-43.

Emeka S.S. (2008). A book on Types of Traditional Medicine Practitioners and Methods". *Wydawnictwo Assurance Company limited, Aba.*

Eregie C.O. i Oforwe G. (2005). Factors associated with neonatal tetanus mortality in Northern Nigeria. *Afryka Wschodnia. Med J.* **17** (3): 60.

Eshiet U.I. i Ekpe P.G. (2016). Knowledge and Practice of Prevention of Mother-To-Child-Transmission of HIV among Traditional Birth Attendants Practicing in Akwa Ibom, Nigeria. *British Journal of Pharmaceutical Research* 13(4): 1-10, 2016.

Eshiet UI., Jackson IL., Akwaowoh AE. (2016). Wysoki Patronat nad Tradycyjnymi Domami Narodzin: Raport z Akwa Ibom, Południowa Nigeria. *AASCIT Journal of Health.* Vol. 3, No. 1, 2016, s. 17-22.

Fajemilehin R.B. (1991). Czynniki wpływające na wysoki odsetek "urodzonych przed przyjazdem" dzieci w Nigerii: Badanie kontroli przypadku w Ogbomosho. *International Journal for Nursing Students.* **28**(1): 13-18.

Farber G. (1998). "Wiejskie położne w Gwatemali." *Conversando Entre Parteras.* **19**: 8.

Fatusi A.O. i Abioye-kuteyi E.A. (1997). Definiowanie tradycyjnego pełnomocnika ds. urodzeń (co wiemy o gruźlicach w Nigerii) *In*: Zdefiniowanie przyszłej roli tradycyjnych opiekunów porodowych w opiece zdrowotnej w Nigerii". Warsztaty zorganizowane przez Centrum Badań nad Zdrowiem i Działaniami Kobiet (WHARC) we współpracy z Funduszem Ludnościowym Narodów Zjednoczonych (UNFPA) 1997. Pp: 17-24.

Fatusi, A. (2004). Maternal mortality situation and determinants in Nigeria: Przegląd zlecony przez Federalne Ministerstwo Zdrowia (s. 1-41).

Federalny Rząd Nigerii (FGN). (2009). "Krajowa polityka w sprawie HIV/AIDS." Październik 2009.

Federalne Ministerstwo Zdrowia (FMOH) (2010). "National HIV Sero Prevalence Sentinel Survey among pregnant Women attenatal Clinics in Nigeria 2010: Raport techniczny. Krajowy Program Kontroli AIDS/STI". Abuja, Nigeria. 34 – 41.

Federalne Ministerstwo Zdrowia (FMOH), (2005a). "Roadmap for accelerating the attainment of the millennium development goals related to maternal and newborn health in Nigeria." Abuja: FMOH.

Federalne Ministerstwo Zdrowia (FMOH). (2009). "Technical Report 2008 National HIV sero-prevalence sentinel survey among women attending antenatal clinics in Nigeria". Krajowy Program Kontroli AIDS/STI (NASCP). Abudża, 2009.

Federalne Ministerstwo Zdrowia, Nigeria (FMOH). (2005b). "Scale - Up plan on prevention of mother to child transmission (PMTCT) of HIV in Nigeria." (2005b). Federalne Ministerstwo Zdrowia, Abudża.

Feleke W. i Samuel G. (2008). Zdrowie reprodukcyjne dla studentów nauk o zdrowiu. University of Gonda in collaboration with the Carter Canter (EPHTI) and the Federal Democratic Republic of Ethiopia Ministry of Education and Health Ministry. Pg: 40-49

Ferez P., Khin Devi A., Theresa N., Barbara E., i Dabis F. (2008). Participation of traditional birth attendants in prevention of mother-to-child transmission of HIV services in two rural districts in Zimbabwe: a feasibility study. *BMC Public Health;2008.* **8**: 401.

Glynn J.R., Buvé A., i Caraël M. (2000). Spadek płodności wśród kobiet zakażonych wirusem HIV-1 uczęszczających do klinik położniczych w trzech afrykańskich miastach. J. Acquired Immune Deficiency Syndrome (Zespół nabytego niedoboru odporności). **25** (4): 345–52.

Green L.W. i Kreuter M. (1991). Planowanie promocji zdrowia: Podejście edukacyjne i środowiskowe. Wydanie 2. Mountain View: Firma wydawnicza Mayfield.

Harms G., Schulze K., Moneta I., Baryomunsi C., Mbezi P., Poggensee G. (2005). Mother-to-child transmission of HIV and its prevention: awareness and knowledge in Uganda and Tanzania. *Journal of Social Aspects of HIV/AIDS.* **2**(2):258-266.

Heymann S., Clark S., i Brewer T. (2007). Moving from Preventing HIV/AIDS in its Infancy to Preventing Family Illness and Death (PFID). *International Journal of Infectious Diseases.* **12**(2): 117-119.

Hunt LM, Glantz NM, Halperin DC. (2002). Zachowanie porodowe w Chiapas. Health Care Women Int 2002, 23 (1):98-118.

Hussein A.K. i Mpembeni R. (2005). "Uznanie wysokiego ryzyka zajścia w ciążę i praktyk skierowań wśród tradycyjnych pracowników służby urodzeniowej w dystrykcie Mkuranga, Region Wybrzeża, Tanzania" *Afryka. Journal on Reproductive Health 2005,* **9**(1):113-122.

Ikechebelu J.I. Udigwe G., i Ngozi J.I. (2006). Czynniki wpływające na akceptację testów w kierunku HIV przez kobiety w ciąży w Nnewi Nigeria. *Tropical Journal of Medical Research.* **10**(1) . Pp: 1-5.

Imogie A.O. (2000). The practice of traditional birth attendants and women's health in Nigeria. *Międzynarodowe Stowarzyszenie Kobiet Medycznych*. **6**(1): 55-100.

Imogie A.O., Agwubike E.O., Aluko K., (2002). Assessing the role of traditional birth attendants (TBAs) in health delivery in Edo state, Nigeria. *African Journal of Reproductive Health*. **6**(2): 94-100.

Inem V., Kanu R., Atere A.A. (2008). Baseline knowledge, practices, and experiences of Traditional Birth Attendants (TBAs) on HIV/AIDS before commencement of training for Prevention of Mother-to-Child-Transmission (PMTCT) in south-west, Nigeria. *Nigeryjscy lekarze praktykujący medycynę*. **53**(6): 103-109.

Izrael, G.D. (2012). Określanie wielkości próbki. Publikacja Wydziału Edukacji i Komunikacji Rolniczej, Florida cooperative extension service, Institute of food and agricultural sciences, University of Florida.

Itina SM. (1997). Characteristics of traditional birth attendants and their beliefs and practices in the Offot Clan, Nigeria' *Bulleting of the World Health Organisation*. **75**(6): 563-567.

Ityaryar D.A. (1984). Tradycyjna praktyka położnicza, stan Sokoto, Nigeria. *Soc. Sci. Med*. **18**: 497-501.

Kamal I.T. (1998). Tradycyjny asystent rodzenia: rzeczywistość i wyzwanie. *International Journal of Gynaecology and Obstetrics*. **63** (1): 43–52.

Kotung, PY. (2001). Czynniki społeczno-ekonomiczne odpowiedzialne za słabe wykorzystanie usług podstawowej opieki zdrowotnej w społeczności wiejskiej Nigerii. *Nigerian Journal of Medicine*; 10 (1): 28-9.

Kripke C. (2007). Antiretroviral prophylaxis for occupational exposure to HIV. American family physician **76** (3): 375-6.

Kruske S. i Barclay L. (2004). Effect of shifting policies on traditional birth attendant training," *Journal of Midwifery and Women's Health*. **49** (4) Pp: 306–311.

Kumaranayake L. i Watts C. (2001). Resource allocation and priority setting of HIV/AIDS interventions: addressing the generalized epidemic in sub-Saharan Africa. *Journal on International Development*. **13** (4): 451–466.

Lawson J. (1999). Położnictwo i ginekologia w tropikach. Edward wydawcy ograniczeni.

Leedam E. (1985). Tradycyjni opiekunowie urodzeni. *International Journal of Gynaecology and Obstetrics*. **22**: s. 249-247.

Lefeber Y., Voorhoever H. (1997). Praktyki i przekonania tradycyjnych asystentów porodowych: lekcje położnictwa na północy. *Trop. Med. Int. Health*. 2: 1175–1179.

Powiązania/Nigeria sprawozdanie końcowe 2004-2006.

Madhivanan P., Bhavana N. K. , Paul A., i Karl K. (2010). Tradycyjnym asystentom porodowym brakuje podstawowych informacji na temat HIV i bezpiecznych praktyk porodowych na wsi Mysore w Indiach. *BMC Public Health* 2010, **10**: 570.

Marks G., Crepaz N., Senterfitt J.W. i Janssen R.S. (2005). Metaanaliza zachowań seksualnych wysokiego ryzyka u osób świadomych i nieświadomych, że są zakażone HIV w Stanach Zjednoczonych: Implikacje dla programów zapobiegania HIV. *Journal on Acquired Immune Deficiency Syndrome*. **39**:446–453.

Martz B., Kupfer B., Ko Y. (1998). Zakażenie HIV-1 poprzez sztuczną inseminację. *Lancet,* **351,** 728.

Mary B. (1996). Community Health for Student Nurse Bidda. Edward wydawcy ograniczeni.

Mathole T., Lindmark G. , Majoko F., i Ahlberg B. M. (2004). A qualitative study of women's perspectives of antenatal care in a rural area of Zimbabwe. *Położnictwo*. **20**(2): 122–132.

Mayer K.H., Hogan J.W., Smith D., Klein R.S., Schuman P., Margolick J.B., Korkontzelou C., Farzedegan H., Vlahov D., Carpenter C.J. (2003). Clinical and immunologic progression in HIV-infected US women before and after the introduction of highly active antiretroviral therapy. *Journal on Acquired Immune Deficiency Syndrome* **33**: 614-624.

Mobolanle B. i Kofo, O. (2010). Knowledge and practice of prevention of mother-to-child transmission of HIV among traditional birth attendants in Lagos State, Nigeria. *Pan African Medical Journal. 2010* **5** (7) Pp: 1-8.

Mofenson L.M. (2010). Zapobieganie w zaniedbanych subpopulacjach: Zapobieganie przenoszeniu zakażenia HIV z matki na dziecko. *Clin Infect Dis 2010.* **50** (3): 130-48.

Murakami T, Egami Y, Jimba M & Wakai S. (2003). Training of skilled birth attendants inBangladesh. *The Lancet,* 362 (9399). Online pod adresem: http://www.thelancet.com/journals/lancet/article/PIIS0140- 6736 (03)14983 5/fulltextv[dostęp uzyskano 24 marca 2016 r.].

Ndene V.A., (2006). Projecting and Protecting Traditional Medicine for Posterity. *A Journal on African Culture.* **23** (50): 109-112.

Newell M. K. (2007). Efficacy and safety of cesarean delivery for prevention of mother-to-child transmission of HIV-1. Cochrane Library, wydanie 4, 2007.

Nkanta C.N., (2010). A book on Preferences of child delivery under Traditional Birth Attendants to delivery in Hospitals by pregnant women: A case study of Etim Ekpo Local government area. pp. 9-10.

Nkanta O.C. (2009). Dlaczego medycyna tubylcza powinna być przyjęta: Ekspozycja. *Journal of African culture,* **23** (50): 109-112.

Nwakoby, BN. (1994). Korzystanie z usług położniczych na obszarach wiejskich Nigerii. *Journal of Royal Society of Health.* 114, 132 136.

Ofili A.N., i Okojie O.H. (2005). Assessment of the role of traditional birth attendants in mothernal health care in Oredo Local Government Area, Edo State, Nigeria. *Journal of Community Medicine and Primary Health Care,* **17**(1): 55-60.

Ogunniyi, SO, Faleyimu, BL., Makinde, ON., Adejuyigbe, EA., Ogunniyi, FA, &Owolabi, AT. (2000). Wykorzystanie usług w zakresie opieki nad pacjentami w nigeryjskiej społeczności miejskiej. *Nig J Med.* 9: 81-85.

Omotor DG (2011). Dostęp fizyczny i korzystanie z usług podstawowej opieki zdrowotnej na obszarach wiejskich Nigerii. Sixth African Population Conference; Ouagadougou, Burkina Faso. Online at:http://uaps2011.princeton.edu/papers/110053 (Assessed on March 20, 2016).

Onah HE, Ikeako LC, Iloabachie GC. (2006). Factors associated with the use of maternity services in Enugu, South Eastern Nigeria. *SocSci Med*. 63:1870–1878.

Oshonwoh F.E., Nwakwuo G.C., Ekiyor C.P. (2014). Tradycyjne praktyki związane z porodem i zdrowiem kobiet: Studium przypadku Pataniego w południowej Nigerii. *Journal of Public Health and Epidemiology*. **6**(8): 252-261.

Osrin D., Tumbahangphe K.M., Shrestha D., Mesko N., Shrestha B.P. (2002). Cross-sectal, community based study of care of newborn infants in Nepal. *BMJ*. **325**: 1063.

Padian N.S., McCoy S.I., Karim S.S., Hasen N., Kim J., Bartis M., Katabira E., Bertozzi S.M., Schwarlander B., Cohen M.S. (2011). Zapobieganie zakażeniom HIV przekształcone: nowa agenda badań prewencyjnych. *Lancet* **378** (9787):269-278.

Biuro informacji o ludności (2002). Women of the WorldData Sheet. Population Reference Bureau, Washington DC.

Quiroga R., Halkye P. , Gil, F., Nelson C., Kristensen D. (1998). A prefilled injection device for outreach tetanus immunization by Bolivian traditional birth attendants. *Rev Panam Salud Publica*. **4**:20-25.

Rogers M.F., Taylor A.W. i Nesheim S.R. (2010). Preventioning perinatal transmission of HIV: the national perspective. *J. Public Health Managers Practices.* **16**(6):505-508.

Rongkavilit C. i Asmar B. (2011). Advances in Prevention of Mother-to-Child-HIV Transmission: Perspektywa międzynarodowa. *Indian Journal of Paediatrics* **78:**192-204.

Rosebella O.O. (2006). Mother-To-Child-Transmission (MTCT) OF HIV/AIDS. *Women International Journal, 2006,* **1**: Pp: 10.

Royston, E., Armstrong, S. (Eds.), 1989. Zapobieganie śmierci matek. Światowa Organizacja Zdrowia, Genewa.

Sackey B. (2002). Faith healing and women's reproductive health. Przegląd badań 2002, 18 (1): 5-12.

Savasi V., Mandia L., Laoreti A., i Cetin I. (2012). Pomoc w rozrodczości w parach serodiscordantów HIV. *Human Reproduction Update* **19** (2): 136-50.

Seroney G.C., Minnie K., Otieno-Ayayo Z.N., Mulaudzi F.M., i Nyangena E. (2012). Knowledge, attitudes and practices of trained traditional birth attendants on HIV/AIDS, Kenya. *Baraton Interdisplinary Research Journal*. **2**(1), 8 – 16.

Shamaki MA, i Buang A. (2014). Praktyki społeczno-kulturowe w zakresie zdrowia macierzyńskiego wśród kobiet w mniej rozwiniętej gospodarce: Przegląd stanu Sokoto, Nigeria. *Geografia: Malaysian Journal of Society and Space*, 10 (6). s. 1-14.

Sharma D. i Spearman P. (2008). The impact of Caesarean Delivery on Transmission of infectious agents to the Neonate. *Perinatologia kliniczna* **35**: 407-420.

Sibley L.M., Sipe T.A., Koblinsky M. (2004a). Czy tradycyjne kształcenie asystentów rodzenia zwiększa wykorzystanie opieki przedporodowej? Przegląd dowodów. J Midwifery Womens Health 2004, **49**:298-305.

Sibley L.M. and Sipe T.A., (2004b). Co Meta-Analizy mogą nam powiedzieć o tradycyjnym treningu dla asystentów porodowych i wynikach porodowych? *Położnictwo*. **20**: 51-60.

Sibley L.M. and Sipe T.A., (2007). Tradycyjne szkolenia dla asystentów porodowych mające na celu poprawę zachowań zdrowotnych i wyników ciąż. *Cochrane Database of Systematic Reviews2007*; Issue 3.

Sibley L.M., i Sipe T.A., (2006). Przejście do wykwalifikowanej asystentury rodzenia: czy istnieje przyszła rola dla przeszkolonych tradycyjnych asystentów rodzenia? *J. Health Popul Nutr.* **24**: 472-8.

Simkhada B, Teijlingen ER, Porter M, Simkhada P. (2008). Factors affecting the utilization of antenatal care in developing countries: systematic review of the literature. *J AdvNurs* 2008, 61 (3): 244-260.

Stanback J., Mbonye A.K., Bekiita M. (2007). Contraceptive injections by community health workers in Uganda: a nonrandomized community trial. *Bull World Health Organ* 2007, **85:**768-773.

HIV/AIDS (SACA), (2010) "Epidemia HIV/AIDS w państwie".

Ministerstwo Zdrowia Tanzanii, (2003). "National Immunization Program Financial Sustainability Plan revised." *Ministerstwo Zdrowia, Dar es Salaam,* Tanzania.

Tesfaye B., Gizachew A.T., Kefyalew Addis A., i Abel F.D. (2015). Knowledge of Pregnessant Women on Mother-to-Child Transmission of HIV in Meket District, Northeast Ethiopia. *Journal of Pregnancy.* Vol. (2015), Article ID 960830.

Thaddeus S, Maine D. (1994). Too Far To Walk: Śmiertelność macierzyńska w kontekście. *Soc Sci. Med.* Vol. 38 No. 8 pp. 1091-1110.

Titaley C.R., Hunter C.L., Dibley M.J., i Heywood P. (2010). Dlaczego niektóre kobiety nadal preferują tradycyjną opiekę porodową i rodzenie w domu?: badanie jakościowe na temat usług opieki porodowej w prowincji West Java, Indonezja. *BMC Ciąża i poród* **10** (43): 1-10.

Tsui A.O., Wasserheit J.N., Haaga J.G. (1996). Zdrowie reprodukcyjne w krajach rozwijających się: Expanding Dimensions, Building Solutions. *Journal on Reproductive Health.* Washington DC: 1996.

Udoma, E.J., Udo, J.J., Duke, E.S., (2001). "Morbidity and Mortality among infants with Normal Birth Weight in a Newborn Baby Unit." *Nigeryjski dziennik pediatryczny.* **28**(1): 13-17.

Umeora O.U., i Egwuatu V.E., (2010). The role of unorthodox and traditional birth care in mothernal mortality. *Doktor Tropikalny.* **40**: 13-17.

BEZ POMOCY, (2010). "Special Compilation on the AIDS Epidemic 2010" (2010).

BEZ POMOCY, (2011). "Global AIDS Response Progress Reporting." Genewa: 2011.

UNAIDS. AIDS Epidemiczna aktualizacja. Genewa: UNAIDS, grudzień 2004.

UNICEF, (2011). "HIV i karmienie niemowląt. A Programming guide on Infant and Young Child Feeding ". "A Programming guide on Infant and Young Child Feeding ". Pp: 60-65.

UNICEF/UNIKA, (2011). "State of the World's Children 2011", UNICEF: Global UNAIDS Response: Epidemic update and health sector progress towards Universal Access, Progress Report 2011, UNAIDS".

Fundusz Narodów Zjednoczonych na rzecz Dzieci (UNICEF), (2001). "Children's and women's rights in Nigeria: a wake-up call, Situation Assessement and Analysis. National Planning Commission Abuja and UNICEF, Nigeria, 12-15.".

Fundusz Ludnościowy Narodów Zjednoczonych (UNFPA), (1996). Wsparcie dla tradycyjnie urodzonych dzieci." Wyniki oceny: Biuro Nadzoru i Oceny (Office of Oversight and Evaluation). Wydanie 7.

Verdersese M. i Turnbull L.M., (1975). Tradycyjna asystentka ds. urodzeń w zakresie zdrowia matki i dziecka oraz rodziny: Przewodnik po jej szkoleniu i wykorzystaniu. *Światowa Organizacja Zdrowia Genewa, 1975.* **18**: Pp: 7.

Vyagusa D.B., Mubyazi G.M., i Masatu M. (2013). Involving traditional birth attendants in emergency obstetric care in Tanzania: policy implications of a study of their knowledge and practices in Kigoma Rural District. *International Journal for Equity in Health*. **12**: 83.

Walraven G. i Weeks A. (1999). Rola (tradycyjnych) położnych z umiejętnościami położniczymi w ograniczaniu śmiertelności okołoporodowej matek. *Tropical Medicine and International Health,* 4:527 529.

Wanyu B., Diom E.D., Mitchell P., Tih P.M., Meyer D. (2007). Przeszkoleni asystenci porodowi zapewniają opiekę w zakresie "zapobiegania przenoszeniu wirusa HIV z matki na dziecko" na terenach wiejskich Kamerunu w Afryce. . *J Midwifery Womens Health* **52:** 334-41.

Welty T.K., Bulterys M., Welty E.R., Tih P.M., Ndikintum G., Nkuoh G., Nkfusai J., Kayita J., Nkengasong J.N., Wilbert C.M. (2005). Integracja zapobiegania transmisji HIV z matki na dziecko z rutynową opieką przedporodową: klucz do ekspansji programowej w Kamerunie. *J Acquir Immune Defic Syndr*. **1**:486-93.

William N. R. i Steven B. (2007). Medycyna środowiskowa i zawodowa (4. edycja). Philadelphia: Wolters Kluwer/Lippincott Williams & Wilkins. Pp: 745.

Światowa Organizacja Zdrowia (2007). "WHO, UNICEF, wraz z Międzyagencyjnym Zespołem Zadaniowym (IATT) ds. Zapobiegania Zakażeniom HIV u kobiet w ciąży, matek i ich dzieci: Guidance on global scalee-up of the prevention of mother-to-child transmission of HIV: towards universal access for women, infants and young children and eliminating HIV and AIDS among children". Genewa, Światowa Organizacja Zdrowia, 2007.

Światowa Organizacja Zdrowia (WHO) (2013). "Globalna Epidemia HIV/AIDS". *Genewa: Światowa Organizacja Zdrowia (WHO) (2013).*

Światowa Organizacja Zdrowia (WHO) i UNICEF (1996). "Szacunki dotyczące śmiertelności okołoporodowej matek." Światowa Organizacja Zdrowia, Genewa. Pp: 11.

Światowa Organizacja Zdrowia (WHO), (1983). "Programowanie w zakresie zdrowia matek i dzieci oraz planowania rodziny. Raport z drugiego spotkania Komitetu Doradczego ds. Programu WHO i Zdrowia Matek i Dziecka. Genewa Pp: 21-25.

Światowa Organizacja Zdrowia (WHO), (1992). "Tradycyjni asystenci porodowi: wspólne oświadczenie WHO/UNFPA/UNICEF". *Genewa: Światowa Organizacja Zdrowia;* 1992. Pp: 18.

Światowa Organizacja Zdrowia (WHO), (1999). "Redukcja śmiertelności okołoporodowej matek": Wspólne oświadczenie WHO/UNFPA/UNCEF/Banku Światowego". *Światowa Organizacja Zdrowia*, Genewa, Szwajcaria.

Światowa Organizacja Zdrowia (WHO), (2004). "Bezpieczniejsza ciąża": Krytyczna rola wykwalifikowanego opiekuna." Wspólne oświadczenie WHO, ICM i FIGO, WHO, Genewa, Szwajcaria, 2004 r.

Światowa Organizacja Zdrowia (WHO), (2005). "World Health Report 2005. "Niech każda matka i dziecko się liczy". *Światowa Organizacja Zdrowia, Genewa.*

Światowa Organizacja Zdrowia (WHO), (2006). "Coverage of Maternity Care. A listing of available information." *World Health Organization, Geneva.*

Światowa Organizacja Zdrowia (WHO), (2010a). "An Overview on HIV/AIDS". *Genewa: Światowa Organizacja Zdrowia (WHO), (2010).*

Światowa Organizacja Zdrowia (WHO), (2010b). "Klasyfikacja pracowników służby zdrowia". *Genewa: Światowa Organizacja Zdrowia (WHO), (2010).*

Światowa Organizacja Zdrowia (WHO), (2010c). "New guidance on prevention of mother-to-child transmission of HIV and infant feeding in the context of HIV: 2010 Guidelines: "Leki antyretrowirusowe do leczenia kobiet w ciąży i zapobiegania zakażeniom HIV u niemowląt".

MIX
Papier | Fördert gute Waldnutzung
FSC® C083411

Kolibri 360 GmbH
Ferdinand-Jühlke-Straße 7
99095 Erfurt, Deutschland
produktsicherheit@kolibri360.de

Druck:
CPI Druckdienstleistungen GmbH
im Auftrag der
Kolibri 360 GmbH
Ferdinand-Jühlke-Str. 7
99095 Erfurt